病院長の心得

夢のある組織を創るために

千葉大学医学部附属病院副病院長／特任教授
井上貴裕 著

LOGICA
ロギカ書房

夢のある組織を創るために

病院の経営というと、収支を改善すること、あるいは利益を出して次の投資の原資を稼ぐことだという理解がされることが多いようです。もちろん、これも経営者の役割の1つですが、病院経営者に課された役割はそんなに単純なものではありません。

患者さんの命を預かる医療においては何よりも質が大切で、だからこそ選ばれる病院になれるのです。しかし、高品質は高コストであり、時として赤字に陥ってしまうこともあるかもしれません。もちろん患者さんの命がかかっているのですから赤字でもやるべき医療はありますし、それが他と比べて差別化の源泉になっていることもあるのです。ただ、組織を存続させ、成長させるためには経済性を担保することも重要です。病院経営者には質と経済性を両立させ、そのバランスを追求することが求められているのです。このことは理想と現実をどう考え、調和させるかという表現に置き換えることもできるでしょう。

医療職は理想を大切にあるべき医療を提供しようとしますし、それが組織活性化のために何よりも大切で、夢のある組織を創ることが期待されます。やりたい医療についてプライドをもって提供することに使命感を持っているわけですから気持ちよく働いてほしいものです。ただ、それは時として暴走するときもありますし、経済的には成り立たない非現実的なことも少なくありません。医療人が持つ理想はできるだけかなえたいものですが、その思いを尊重しつつも現実的な意思決定を行い、理想と現実のはざまをどう生きるか、その道に誘導することが経営者の役割なのです。

ただ、病院長などのトップマネジメントを除くほとんどの職員は組織全体のことを考えて発言しているわけではありません。副病院長は自分の診療科の利益を主張し、担当業務だけを考えていることもありますし、看護部長は看護部という大集団の代表で、事務長ですら組織全体のことを考えていないかもしれません。結局、組織は部分最適になりがちで、それが組織の成長を阻む大きな要因になりえるのです。各部門が真剣であればあるほど、その傾向が顕著になり、組織疲労が蓄積されてしまうこともあります。一生懸命、病院のために皆が提案しているのに、うまくいかず疲労困憊になり、あきらめともつかない疎外感から優秀で熱意のある者から組織を離れる事態にも発展しかねません。

とはいえ、病院長を除く多くのスタッフは目の前の自分が関わることを中心に様々な主張をしてくるものです。現場から突き上げられることもありますし、誰にも相談できないトップだけにしかわからない悩み事は尽きないものです。経営者は孤独であり、時として答えのない意思決定が求められる場面もあります。経験したことがないことは多いですし、誰にも頼れない瞬間が必ずやってくるでしょう。何かを決めれば組織に軋轢が生じることもありますが、問題を先送りにしてもひずみは大きくなるばかりです。短期の視点だけでなく、中長期の視点で自らが退任しても組織が永続するよう、正しかったと思える意思決定を行うことが求められています。ただ、誰にも言えない不安を抱えているのがトップであり、何かにすがりたいときもあるでしょう。

適切な意思決定を行うだけでなく、経営者には人を育てるという大切な役割があります。組織は永続しますが、自らの任期には限りがあります。次の世代に適切なバトンを渡せるよう後任を意識して育てる必要があるのです。後任を育てるためには、全体最適の思考を持つような経験をさせ、教育することが求められます。病院組織は縦割りの特性が強く、組織が大きくなるほどその傾向が顕著になります。結局、すべてはトップに委ねられ、そこにやりがいもありますが、日常業務に忙殺されては何も成し遂げられないものです。皆がトップの顔色を伺い、些細なことも判断を託されるからです。ただ、本当にトップがやるべきことはビジョンを掲げ、それを浸透させ、強固な組織文化の礎を築くべくリーダーシップを発揮することなのです。そのためには日常業務は権限委譲しなければいけませんし、縦割り組織に横串を刺す参謀を意識的に育てる必要があります。

適切なビジョンは自分たちの利益を重視するだけでなく、地域医療の未来を考え、どう支え、貢献するかの視点を大切にすることにより生み出されます。ただ、言うは易く行うは難しです。きれいごとだけで済まされるほど現実は甘くないでしょう。そして、いい時もあれば、そうでないときも必ずあります。逆風が吹いたときに組織は揺れます。しかし、揺れる時こそ、ぶれずに信念を貫くところに経営者の価値があります。夢のある組織を創るために、経営者が果たすべき役割は大きいのです。

本書では、私が常日頃、病院経営を実践する中で考え、感じてきたことに加え、共にたたかってきた多くの病院長から教えていただいたエッセンスをお伝えしていきます。そして、病院経営者として知っておいてほしい知見にもふれていきたいと思います。

成功の唯一の方程式はありません。経営はスキルでなく、ハートが大切で情熱を持って命を懸けて挑むべきことが何よりも大切なのです。ただ先人の智から学ぶべきことはあり、失敗を最小とし成功確率を高めることはできるはずです。それを伝えることが多くの素敵な病院長に育てていただいた自らの役割と考えました。本書が病院経営者の経営リテラシーの向上につながるとともに、孤独を感じた時、心の拠り所となるヒントが提供できれば望外の喜びです。

エムスリーキャリアの川畑美佳様には、編集を通じて大変お世話になりました。心よりお礼申し上げます。

（M3 Career、病院経営事例集　2022年1月13日）

井上　貴裕

2024年9月

目次

第2章　対　談

第1章　病院経営リテラシー

1　病院経営のトレーニングはいかにして行うべきか

「院長になるために医師になったわけではない」

「病院経営は特別で、一般企業の経営とは異なる」。そんな言葉をよく耳にします。

他業種においても、程度の差はあれ、業界特性は存在します。しかし、病院には他業種とは決定的に異なり、組織マネジメントに大きく影響する特性があることをご存知でしょうか。それは、〝経営トップである「病院長」になれるのは「医師」のみ〟という点です。

一般的に病院長に就任する医師の年齢は高く、場合によっては定年退職の数年前ということすら少なくありません。しかも、医師の中でも「病院長になりたい」と考えている医師はおそらく少数派。経営は、それまで追求してきた医学あるいは医療の道とは専門性が明らかに異なります。

なお、私が編著を務めた書籍『成功する病院経営』（ロギカ書房）の中で、旭川赤十字病院の牧野憲一院長は「公的病院の院長を目指す人がいたら贈る言葉」という題の下、「院長になるために医師になったわけではない」とおっしゃっています。そして「公的病院の院長になることを誰にでも勧められるものでもない。その人に能力があったとしても」「院長になる人は事前にＭＢＡなどの経営を学ぶことが必要ではないか」とも。

病院長になるまでのキャリアパスは様々です。一般的には、診療科長として組織の管理を行う、あるいは医局長として大きな医師集団を率いる経験をした上で、副病院長を経ることが多いかもしれません。担当業務としては、診療報酬対策、ＤＰＣ対応、パス（クリニカルパス）委員会統率のほか、医療安全、電子カルテ導入、医師事務作業補助者の管理、経営企画室の立ち上げなどでしょうか。このような経験をされて着々と階段を登る方がいれば、突然の指名で先輩医師を飛び越して就任される方もいます。

もちろん、医局長など組織管理の経験は病院長に就任してからも役に立ちます。診療報酬対策など院内オペレーションに精通し、現場感を持っていることが、プラスに作用する場面もあるでしょう。ただ、トップに立つことはそれ以外の管理職とは別次元です。その立場になって初めて、ビジョンを提示し、全体最適を実現するためにリーダーシップを発揮することを経験し、難しさを実感することでしょう。

病院経営者としてのトレーニングの場は少ない

「病院長になる前に病院経営の知見を身に着けたい」と考える方は多く、そのためのプログラムも存在します。各種団体が開く講座で優れたものはありますし、大学病院も履修証明プログラムとして経営人材を育成しています。大学院で医療版ＭＢＡなどの学位を取得することも可能です。一方で、経営者として自らを本気で磨けるトレーニングの場となると、残念ながら少ないのが現実です。

誤解を避けるために補足すると、上記のような場は病院経営者に必要な知見の提供を目的としているため、それぞれ様々な工夫がなされており、よい勉強になるでしょう。幅広い知識を身に着けることはスキルアップという意味では大切ですので、時間が許すならば一定の学びの機会を得ることをお勧めします。

また、一般企業では、いわゆるＭＢＡホルダーがプロ経営者として活躍するケースが多数あり、病院長を目指す方の中にもビジネススクールに通う方がいます。業種を限定しないビジネススクールでリーダーシップや組織マネジメントを学ぶ意義は深いですし、医療界の枠にとらわれずに視野を広げ、人脈を築く機会にもなるでしょう。

しかし、病院経営には、病院特有の事象を学ぶことが大切です。地域医療構想、診療報酬、医療従事者の働き方改革・ワークライフバランス、医療安全と感染管理、さらにレギュラトリーサイエンス……。これらを含めた広い視野を持つ必要があります。

私自身の経験を少しお話すると、ＭＭＡ（Master of Medical Administration）という医療管理・政策学の大学院と経営大学院の両方に通い３つの修士号を修得しましたが、大切なことは学位よりも実践力を磨くことにあると感じています。

病院経営を学ぶ・実践するには、それに特化した場を選択するのが有効です。ただ、医療管理学の専門家といっても、医療安全・医療情報・医療経済・医療経営などバックグラウンドは異なります。また、医療経営の専門家もその守備範囲は様々です。それぞれの専門家が病院経営者の視点から語れるわけではありません。やはり、経営をしたことがない人に、経営は教えられないのだと思います。学ぶ側が学んだ断片をいかに経営者の視点に昇華させていけるかが、勝負なのです。

優れた経営者は「失敗と成功」「仲間との対話」の中で育つ

では、何からどう学べばよいのでしょうか？

書籍からは手軽に幅広い知見を得ることができ、多くの方はそれで十分と考えるかもしれません。足りなければ何らかの講座に通う選択もあるでしょう。講座の多くは座学ですが、それだけで実践に活かすことは難しいものです。また、ケーススタディを通じた受講生同士の議論からも得るものがありますが、仮に架空の題材だとすれば実感が湧きにくいですし、自院とは異なる環境・機能の病院かもしれません。

私が考える最も有効な学びの手段は、自院データを用いて自らの立ち位置を知り、どこに向かっていくべきかを経営者目線で議論することです。結局は、質の高い受講生同士の相互作用によって、経営力は磨かれていくのです。

優れた病院経営者は、1日にして生まれるわけではありません。失敗と成功を自らの糧とし、試行錯誤を繰り返し、そして優秀な仲間との対話の中から育っていきます。同志とのディスカッションから得た多数の気づきを実践で活かすことによって、経営者としての能力はさらに磨かれていきます。そして、皆が同じ苦悩を抱えていると知ることで、気持ちが晴れやかになり、明日への活力が生まれます。

最後に、私が塾長を務めている千葉大学医学部附属病院の「ちば医経塾」についてご紹介します。病院経営の司令塔を育てることを目指して開講され、北は北海道から南は沖縄まで全国の優秀で熱意のある病院経営幹部等が集い、熱いディスカッションを行っています。修了生は、ちば医経塾同窓会組織に登録され、修了後も講師・修了生同士は継続的に交流することが可能です。また、岡山大学トラの穴、JCHO経営パワートレーニングの修了生を含めアドバンストコースで引き続き学ぶ場を設けています。

病院経営の素養を磨く場はそれほど多くないと思います。あなたも自分磨きをし、明日の医療界、そして地域医療に貢献していきませんか。

（M3 Career、病院経営事例集　2022年1月31日）

2 現場からの増員要望にどう向き合う？「理想の医療」と「現実」のバランスのとり方とは

2022年度診療報酬改定でも評価される「手厚い人員配置」

医療材料には、1つを採用する際に既存の材料を1つ削減する「1増1減」という考え方があります。しかし、ヒトは1増1減というわけにはいきません（医療材料でも難しいことが多々ありますが）。

病院経営において最も大切なのはヒトです。たくさんヒトを採用して、患者のためにいい医療を提供することが理想です。経営者の役割は、優秀な人材を採用・育成し、活躍できる場をつくることでしょう。

一方で、ヒトを増やし過ぎると、財務状況は赤字に陥ってしまいます。ヒトへの投資は他の投資と異なり、いったん始めると簡単に中止できないため、慎重な判断が求められます。

今回は、この「ヒトの増員・配置」の判断の仕方について考えてみましょう。

診療報酬の改定で、手厚い人員配置に加算が付くことはしばしばあります。ただ、多くは個別の加算で人件費のすべてを賄えず、医療機関の持ち出し部分が増加します。厳しい財務状況の中でヒトを増やすのは容易ではありません。

2022年度改定でもICUについて、手厚い人員配置と重症患者対応を評価した重症患者対応体制強化加算が新設されました。これは理想のICUが表現された一形態なのでしょうが、現実的に対応できる病院は多くないでしょう。

ただ、「現実的でない」と経営者が考えても、現場のスタッフはそう思わないかもしれません。今回の改定を受け、「これらの届出を目指すことが理想の集中治療であり、是が非でもそれを目指すべき」「これだけ高い点数が付いているのだから、加算を取らない選択肢はない」と主張し、メディエイターの配置をも求めてくる可能性はあります。

この他にも2022年度改定では、麻酔科医、看護師、薬剤師等の術後疼痛管理チーム加算が新設されています。また、地域包括ケア病棟においても、許可病床100床以上で入退院支援加算1の届出を行わない場合には10%の減算となりました。

現場は、国の目指す姿に応えようと体制整備などを必死に努力し、経営陣に人員配置を訴えかけてくるでしょう。

また、数だけの問題ではすみません。

今改定では働き方改革において重要な鍵を握る医師事務作業補助体制加算に、大幅な変更が加えられました。加算1の配置基準が、「外来または病棟で8割以上」から「同一医療機関において3年以上の経験を有する者を5割以上」に変更になったのです。

今まで有期雇用など時限的な採用をしていた病院は、加算1の届出ができなくなるため、現場から「常勤で採用すべきだ」という声が上がることも考えられます。常勤雇用に転換すると中長期的には給与費増となるため、許容できない施設もあるでしょう。

現場の要望通りに増員し続ければ、組織は肥大化の一途をたどる

診療報酬改定のタイミングに限らず、時間外勤務が非常に多い部署で増員が行われることは多々あります。しかし、一度増員すればそれが既成事実となり、「結局新たな仕事が生み出され、時間外勤務の減少につながらなかった」というのはよくある話です（なお、増員したからには、費用対効果の事後検証が不可欠です）。

新たな仕事が付加価値を生むものであればもちろん問題ありません。しかし現実は、旧態依然と業務を引き継ぎ、必ずしもやらなくてもいい仕儀を継続するなど、ゼロベースでの発想に欠ける作業が多いのも病院の特徴でしょう。

増員により、医療の質が向上するなどの効果が期待できたとしても、その効果検証は容易ではありません。

また、製造業や一般のサービス業であれば、高品質の物・サービスを提供することによりブランドが生まれ、プレミアム価格を付けて、さらなる顧客を創出することもあるかもしれません。しかし、医療は違います。需要が限られていることに加え、保険診療には公定価格という制約があります。付加価値向上を価格に転嫁することはできないのです。（※）

このような背景から、多くの病院は「現状の定員を超えた人員増は難しい」という前提で運営されています。そのため現場は増員要望をする際に、それなりの根拠資料を用意してくるはずです。もし経営陣が「絶対増員しない」というスタンスをとっていたら、あえて2名増員など多めに要望し、落としどころを狙う現場担当者もいるかもしれません。

現場から「これだけ頑張っているのだから、増員は不可避」と真摯に訴えられると、その熱意についほだされそうになります。経営者としても、短期的に見ると増員してしまった方が職員の不満は抑えられ、対応は楽になるわけです。とはいえ、職員の理想通り、要望通りに増員していけば、組織は肥大化の一途をたどります。人件費比率は上昇し、財務状況はマイナスに転じるリスクがあります。

※補足

もちろん、保険診療は公定価格だからといって、粗診粗療でコスト削減をしていけば、患者は来なくなります。たとえ、ある事象が局所的に見て経済的観点からマイナスになるとしても、それが重要な価値を持つ場合は「実施しない」ということはありえません。医療安全や感染管理などはその典型と言えるでしょう。

さらに、ＳＮＳなどで情報が拡散する時代です。提供する医療の質を下げることは、病院の悪評につながり、将来の患者獲得にマイナスに作用する危険性があることを常に忘れてはいけません。

「本当に必要なヒトは誰なのか」を把握し、戦略的に配置する

もちろん、一概に「増員しない方がいい」と言っているわけではありません。

どの病院も優秀なヒトがいれば採用したいはずですし、中には喉から手が出るくらい必要としている人材もいるかもしれません。お伝えしたいことは、本当に必要なヒトは誰なのかを把握し、そのヒトをどのように、どれだけ配置するべきか戦略的に判断しなければならないということです。

では、どう把握し、判断したらよいか。

まずは現場感を持つことです。現場に何度も足を運び、職員の息づかいを感じ取りましょう。ただ、どの部署でも職員は忙しそうに見え、「『手抜きをして休んでいる人がいるのに、人員増の要求をしている』というわけでは決してない」と感じたらどうしますか。

その場合は、他院と比較した客観的データから自院の状態を把握することが有効です。病床当たりの

常勤換算職員数データなどを、同機能の病院、あるいは近隣病院と比較してみましょう。

一方で、病院ごとに条件が異なり、一概に比較できないのも事実です。職員から「あの病院とは○○が違う」という意見が出るかもしれませんし、究極「質が違う」などと言われる可能性もあります。ただ、そこで議論をストップしてはもったいない。それならば他院と違いがあることを前提として、「自院の場合は、増員がさらなる成長につながるのか」をしっかり議論してはいかがでしょうか。

そして最後は、やはり経営者の「何を重視するべきか」という価値観です。

ヒトにしろ、カネにしろ、経営資源には制約があります。ヒトを増やせば業績が好転し、無尽蔵な資源展開ができる時代はすでに過ぎました。現代の病院経営者は、「限られた制約の中で、最大のパフォーマンスを発揮するためには何に注力するべきか」を判断することが求められています。

すべての領域への対応はできないことを前提に、現場のモチベーションに配慮しつつ、地域での役割分担も見据えて意思決定をする。そんな難しい課題と、経営者は向き合わざるをえません。

重要なのは、経営者として客観的な意思決定をすること。単純に「自らの医師としての専門領域を重視する」というようなことは決してなさらず、視野を拡げていただきたいと思います。

（M3 Career、病院経営事例集　2022年3月22日）

3　赤字体質の病院を「筋肉質で稼げる組織」に変える方法

病院の財務状況は、提供する「医療の質」にも影響を与える

もしあなたが企業の経営者なら、株主などの利害関係者の期待に沿うためにも最大利益を追求することは重要でしょう。しかし、病院経営者の場合はあるべき姿とはいえません。医療は、お金儲けのために行うものではないからです。

とはいえ、一定の経済的利益が得られなければ、適切なヒトの採用や設備投資・更新が行えないのも事実です。今は質の高い医療を提供できていたとしても、財務がマイナスでは、やりたい医療・やるべき医療に制約が出てくるはずです。

現場が「絶対に実施した方がいい」と判断したことも、法人本部や事務長などが財政を理由にストップをかけるケースは珍しくありません。１つ例を出したいと思います。

私は、予定入院患者の円滑な受け入れのためには、ＰＦＭ（Patient Flow Management）に関連する入院時支援加算の届出を行い、入院前からの患者情報取得や支援計画の策定などができる体制を整えることが必須だと考えています。中長期的には、多くの病院で実施されることになるでしょう。

しかし赤字病院の経営層は、診療報酬で得られる目先の加算金額と人件費を比較して「ペイしない活動」と捉え、二の足を踏んでしまいます。

このような加算を速やかに導入できるかどうかは、経営者の力量・価値観だけでなく、財務状況によることが多いのです。

では赤字病院を、〝筋肉質で稼げる組織〟に変容していくにはどうしたらいいのでしょう。

単年度予算の達成にとらわれず、中長期的な視点を忘れない

稼げる組織にするために、私が常に念頭に置いている3つのポイントをお伝えします。

1つ目は、目先にとらわれ過ぎず、中長期の視点を持つことです。

病院長にとって、年度予算の達成は重要な責務の1つですから、常にそのプレッシャーを感じていることかと思います。しかし、単年度の実績にとらわれ過ぎると視野が狭くなり、目指している将来像とのズレが生じても気づきません。

そうした病院長の姿勢が定着すると、組織もそれに従うことになりますから、ズレの拡大に歯止めがかからなくなります。やがて何年もたってから、描いていた将来像と現実がかけ離れていることに気づくのです。

病院経営にとって利益はあくまで結果であり、ゴール（目的）ではないと、私は考えています。短期の視点にこだわると、どうしても患者数ばかりを追うことになりがちです。それでは、あるべき医療の姿と乖離していくことになるかもしれません。単年度予算が達成できなくても、中長期でカバーすればよいのです。

また、いくら病院長が売上目標を高らかに掲げても、残念ながら職員は動いてくれません。役員会からの年度予算達成のプレッシャーは、病院長の心にしまっておきましょう。

部門別の財務コントロールにこだわりすぎない

2つ目は、「部門別損益計算を基にした財務コントロール」にこだわりすぎないこと。

経営改善を目指すと、部門別の財務コントロールを経営の中心に据えようとしがちです。「評価できないものは管理できない」という原則からすれば、各診療科の財務パフォーマンスを把握することは重要ですし、それが職員にとってやる気につながる可能性もあります。しかし、現実はそう単純に進みません。
そもそも部門別損益計算の結果に、職員が納得感を持つことは難しいと思います。収入でさえ各科に適切に計上されていない可能性があるのに、支出を後付けすることは困難です。そして、繰り返しになりますが、数字中心のマネジメントは職員の心に響きません。むしろ反発すら起こる可能性があります。（※）
納得感が持てず、心にも響かない情報で組織をコントロールしようとしても、業績が好転することはないでしょう。

※補足
とは言え、部門別損益計算は貴重な情報であることは間違いありません。この情報の扱い方については、次稿に譲りたいと思います。

稼ぎ方を知らない職員に「稼げ」と言っても収益は上がらない

3つ目は特に大切です。稼ぎ方を知らない職員に「稼げ」と言っても収益は上がらないことを、肝に銘じてください。

現場の多くの医療職は経営を理解していません。そんな職員に「科別損益計算で赤字だから、頑張ってほしい」と言っても、頑張り方がわからないのです。赤字解消のための具体的な手段を指南しましょう。この際に注意するべきは「パスの適用率○％以上」「査定率○％以内」などの部分的な数値が独り歩きしないようにすることです。

それぞれの現場で「経営改善」という名のもとに努力したのに、全体最適につながらず、本来の意味でのパフォーマンス向上が図れなかった、ということは十分にありえます。

事例としてわかりやすいのは、「患者数の増加」でしょう。

例えば現場に、「経営改善のために患者数を増加させなければならない」というメッセージだけが伝わった場合、

・治療終了後の入院患者の在院日数を意図的に延ばす

・外来患者の逆紹介をせずに抱え込む

などの取り組みが行われてしまうかもしれません。

国が目指す医療の姿からは外れることに加え、診療単価も下落することになります。現場は「こんなに忙しいのに収入が上がらない」というジレンマに陥るでしょう。

影響は、短期的な利益減少にとどまりません。

治療を終えた患者を病院都合で退院させないとなれば、患者、あるいは事実を一番よく知る職員がSNSなどに投稿した不満が拡散し、将来的に新規の患者数が減るかもしれません。外来患者を逆紹介し

ないことが紹介元の診療所などの不興を買い、次の紹介が来なくなることもありえます。

このように、職員が「病院のために」と信じて実施したことによって、病院の中長期的な発展が阻害されてしまうのは残念でなりません。

それを防ぐためには、まず経営者が病院としての方向性を明確に位置づけましょう。「こうしたらこうなる」と、未来を描けるメッセージを繰り返し強調することが大切です。その上で、損益を好転させるための具体的な手段を伝えていくのです。

診療科特性がありますから、具体的なデータとともに「この診療科にはこれをしてほしい」と示し、協力を仰ぐ必要があります。

職員を動かすにはどうすればいいか?

3つのポイントをお伝えしましたが、組織を変えるためには現場の協力が不可欠です。

一方で、繰り返しお伝えしているように売上目標を掲げても職員の心には響きません。職員を動かすにはどうしたらいいのでしょうか。

1つは「他と比較すること」だと思います。

各診療科のイニシアチブを握るのはやはり医師。何しろ、小さいころから医学部入学のために偏差値を意識してきていますから、他と比べて劣っていることを嫌がります。その競争意識を刺激することが有効です。

私の尊敬する武蔵野赤十字病院院長の泉並木先生も、医師の協力体制を作る手段として比較することをあげています（「病院マネジメントの教科書　病院経営28のソリューション＝千葉大学医学部附属病院「ちば医経塾」講義テキスト」井上貴裕編／ロギカ書房）。ただ、相手は医師ですから、目標が合理的でなければ、見向きもされません。この点に留意したうえで働きかけましょう。

身近な比較対象は他の診療科ですが、「あの科とは診療科特性が異なる」という反発・反論もしばしば生じます。そのときは、同機能病院や近隣病院などの、近しい診療科と比較するのがいいでしょう。比較データを院内の職員の目につく場所に掲示するだけでも、一定の効果は期待できると思います。

病院には多くの職員が働いていますから、「明日から急に変わる」のは不可能です。

〝筋肉質で稼げる組織〟になるためには、職員皆が同じベクトルに向かって動けるような組織文化を創ることも大切です。組織文化とは、リーダーや職員が入れ替わっても、診療報酬が改定されても左右されない、〝その病院らしさ〟です。

一朝一夕にはいきませんが、試行錯誤しながら、病院の個性を活かした組織文化を醸成していきましょう。

（M3 Career、病院経営事例集　２０２２年4月29日）

4　部門別損益計算で組織はコントロールできない

部門別損益にこだわるべきか

部門別損益計算は、外部報告を目的とする財務会計ではなく、業績を把握し、評価するための管理会計の1つです。そのため、実施する・しないは自由。部門の設定にもルールはなく、部門を診療科とするか、センターとするかなどは経営者の手腕に委ねられます。

3で、赤字体質の病院を筋肉質で稼げる組織に変えるためには、「部門別損益計算を基にした財務コントロールにこだわりすぎないことが必要だ」と解説しました。しかし、「一般的には、部門別の損益にはこだわるべきなのではないか」と感じた方もいるのではないでしょうか。

実際、病院では部門別損益計算が好まれることもあります。「お金」の持つ影響力は大きいため、「部門別損益計算を活用することで、組織を「コントロールできる」という幻想に陥りやすいのです。

本稿では、この部門別損益計算について

・こだわりすぎない方がいい理由

・組織コントロール／マネジメントの中心に据えることの難しさ

を詳しく解説します。

病院の部門別損益計算は、企業と同一には語れない

病院長をはじめとする経営幹部は「病巣が特定できなければメスの入れ様がないように、赤字部門が特定できなければ経営は改善できない」と考えるかもしれません。しかし病院経営の場合、それほど単純には言えません。

病院と企業の違いを整理した上で、病院が部門別損益計算にこだわりすぎない方がいい理由を改めて説明したいと思います。

1つ目の違いは、病院には提供する製品・サービスの価格決定権がないことです。これは企業との最も大きな違いと言えるでしょう。

2つ目は、病院が提供するサービス（医療）は「多品種少量生産」であるということ。

サービスを提供する相手（患者）は極めて多様で、かつ個別性が高いため、それぞれに提供するサービスは異なります。また同じ疾患でも、患者の年齢や疾患の背景によって医療資源投入量・在院日数は変わります。原価もばらばらです。

そもそも医療は公定価格のため、病院は「原価」という概念を持ちにくいのが現実です。提供サービスの原価を把握しにくく、価格も決められない病院において、部門別損益計算に企業と同等の意義を持たせるのは難しいと思います。

3つ目の違いは組織規模です。部門別損益計算を実施する組織に限定すると、病院は企業よりも組織規模が小さくなるケースが多いでしょう。

部門別損益計算を実施するからにはある程度の規模が必要です。ただ、企業と比べ病院はなかなかそうもいかない現実があります。

例えば、ある診療科に3名の医師が在籍したとして、そのうち1名が退職・休職したら、当然業績は下がりますね。そのような状況で、科別損益計算を精緻に行う意義はどの程度あるでしょうか。

以上のことから、病院経営において、一般企業と同じようには部門別損益計算の意義を語れない、ということを理解いただけたかと思います。

収益を部門別に割り当てることすら難しいこともある

さて次は、部門別損益計算を組織コントロール／マネジメントの中心に据えることの難しさについてご説明します。前提として管理会計は、精緻にやればやろうとするほど多額のコストがかかります。まずは収益の計上についてお話します。

収入源となる診療行為について、「集計対象」と「部門別損益計算上の計上先」は、常に一致するとは限りません。仮に、診療科別に損益計算を実施するとしましょう。オーダーが各科の収益（売上）に紐づけられると思いがちですが、そうではありません。

例えば、主たる診療科が外科入院の患者について、消化器内科が内視鏡を実施すれば、その収益は外科に帰属するのが普通です。特定の患者に関わる診療の対価を、関わった全診療科で分けることは仕組みとしては可能かもしれませんが、精緻に計算しようとすればするほど複雑性が増していきます。

もう少し具体例を挙げてみましょう。この患者が救急搬送されてきたとしたら、初期対応は救急科が行った可能性があります。その場合、救急外来での診療行為とその後の入院治療を識別することが必要です。ただし、レセプトでは入院した診療科に収益が計上され、救急科の収益はゼロとなるかもしれません。さらに、手術前の糖尿病のコントロールには糖尿病内科が関わっているということもありえます。

これらを精査して部門別に収益を割り当てることは容易ではないでしょう。

一方で、これらの診療報酬では必ずしも評価されない行為やその部門の取り組みが、患者の命に直結し、極めて重要な役割を果たしていることは少なくありません。医療職はチーム医療の中でその重要性を認識して行動していますが、人的資源が持つ価値や潜在能力は収益には計上されないことがあるのです。

人件費や設備費などの費用はどう分けるべきか?

では、費用はどうでしょうか。

最も大きな要素である人件費は、診療科別であれば（入院・外来などを分けなければ）うまく配分できそうですが、実はこれも容易ではありません。他の診療科をフォローする場合の人件費はどのように管理するか、メディカルスタッフ人件費は各科にどう割り振るか、といった課題があります。

また、病院にとって重要な収入源となる手術室の費用についても、人件費や材料費をどのように各部署に割り振るかは非常に難しい問題です。精緻化を図ろうとすれば、手術室の占有時間や投入する人件費、委託費などを考慮する必要が出てきます。

手術室の夜勤看護師の人件費を計算する場合は、手術収入で配賦するかそれとも夜間の緊急手術件数をもとにするかなど、計算方法によって結果は変わります。

ＣＴ・ＭＲＩなどの設備投資はどうでしょう。使用件数を各科に割り当てれば、納得感を持ってもらえるでしょうか。ひょっとすると各科から「造影剤使用の有無／認知症の有無等によって撮影時間は異なるので、その点を考慮してほしい」など、細かな主張が繰り広げられる可能性があります。

部門別損益を重視するほど、職員のモチベーションは削がれていく

部門別損益を計算するには、収益・費用を各部門に後付ける配賦基準の設定が不可欠です。しかし、誰もが納得するルールの設定は極めて難しいでしょう。

アクティビティーが高い／地域でのシェアが高い診療科において、業績が優れないという結果になれば、その部門の医師は不満を抱くでしょう。組織への忠誠心や貢献意欲は削がれ、他院でも活躍できる優秀な医師ほど、退職してしまうかもしれません。

一方で、それらの診療科に配慮した計算をすれば、他科のモチベーションが下がり、全体のバランスが崩れていきます。

病院長は「部門別損益を重視し過ぎると、スタッフのモチベーションは削がれ、チーム医療の阻害につながりかねない」ということをよく理解しておきましょう。

部門別損益計算が大切な情報の1つであることは事実ですので、実施を否定するわけではありません。ただ、経営者として結果をどこまで意思決定に取り入れるかは、よく考えるべきです。

不採算医療が差別化の源泉になることもありえますし、そこに魅力を感じて集まるスタッフもいます。医療機関がこぞって投資をしている手術ロボットなどは、その典型でしょう。スタッフのモチベーションの源を「赤字だから」と止めてしまえば、中長期での組織の成長・発展はありえません。

また、結果の情報共有範囲や、結果に基づくインセンティブの導入などについても慎重に考えましょう。

ただ、部門別損益計算は、病床再編や人員配置の大きな変更を検討する際に、有効な切り札となる可能性はあります。その際には職員が少しでも納得感を持てるよう、院内職員ではなく、外部の経験豊富なコンサルタントに計算を依頼した方がいいかもしれません（納得感につながるとは限りませんが、計算をした職員が周囲から批判され傷つくことを和らげる効果はあるでしょう）。

組織を牽引するのは、個別の細かい数値ではありません。地域全体を見据えた中長期の展望と、それに基づく病院長の熱意に他ならないことを忘れないでください。

（M3 Career、病院経営事例集　2022年5月28日）

5　病院の組織文化変革には、看護部を味方にせよ

「コロナ禍の病院経営」から「自助努力での経営」に転換を

病院にとって4～5月は、新人研修やゴールデンウィークなどがあり、稼働状況が不安定になりがちです。「いよいよ6月からが本格的なスタート」という病院も少なくないでしょう。

現段階で新型コロナウイルス感染症は落ち着いており、感染者はいまだ存在するものの、入院患者数は以前と比べると激減しています。とは言え、コロナ前と比べると、患者数が戻っていない病院は多いと思います。

ただ、スタッフは「コロナ病床をまだ確保しているから」と考え、経営陣さえも「コロナ補助金がまだ続いているから大丈夫」という気持ちを払拭できていないかもしれません。

そのような甘えを抱き続けていては、競合医療機関に後塵を拝すだけです。空床確保に関するコロナ

（図表１）　医療機関群別　100床当たり職員配置の状況

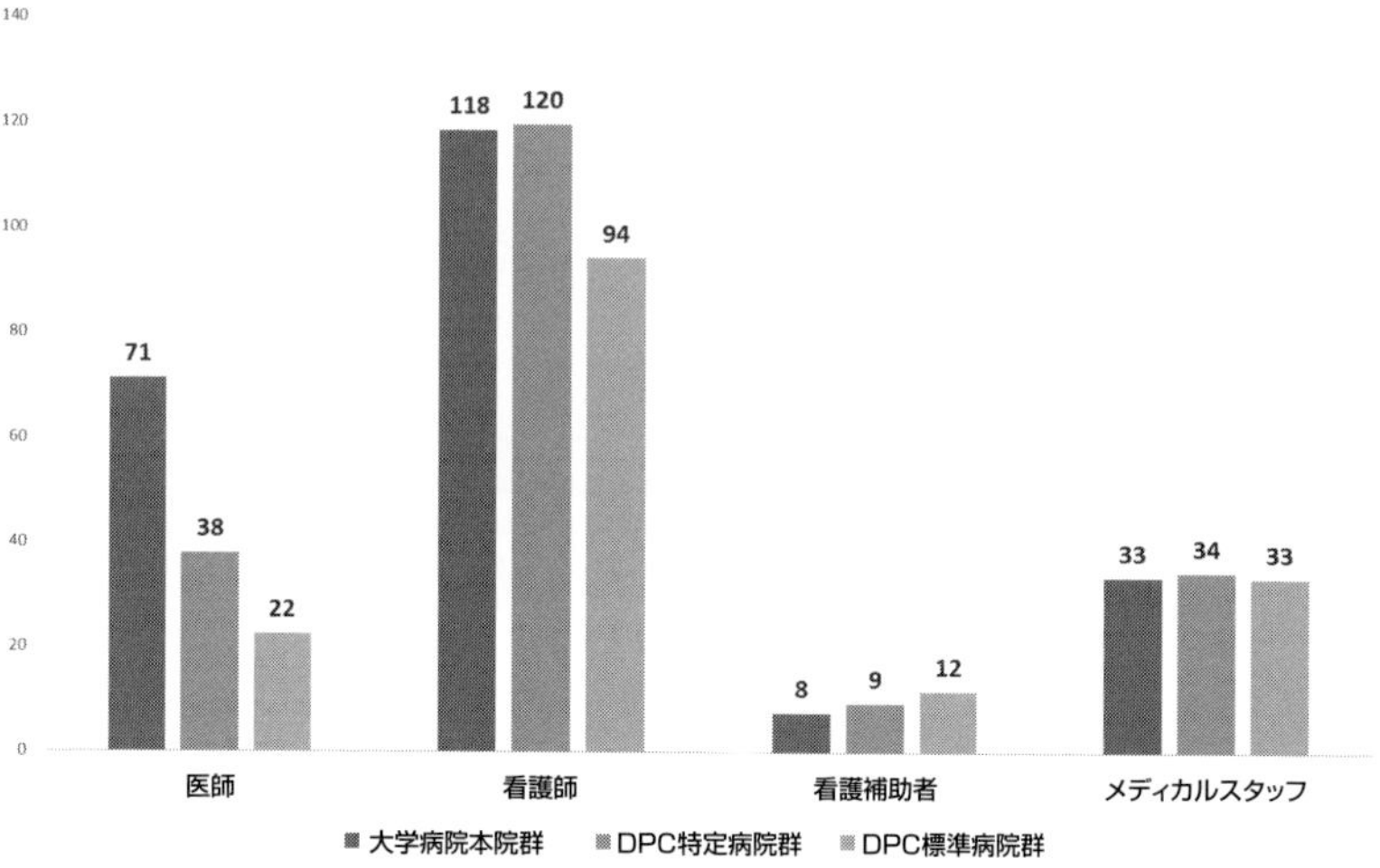

補助金も財源等の観点からそろそろ厳しくなる局面ですから、病院は自助努力でコロナ前の状況まで経営を回復させる必要があります。今まさに病院は「コロナ禍の経営」から「自助努力での経営」に転換が求められているのです。

さて、病院組織の文化を変革する際、キーとなるのは誰でしょうか。

もちろん、経営陣のリーダーシップはいついかなるときも大切です。また、医療チームを率いるという意味では、その中心となる医師がどう考え、行動するかも診療実績に直接的な影響を及ぼします。

しかし、組織文化の変革に最もキーとなる存在は、看護師だと思います。人員配置の面からみても、病院において看護師が大切であることは明らかです。

図表1は、急性期入院医療の支払い方式であるＤＰＣに参加する病院（大学病院本院群、ＤＰＣ特定病院群、ＤＰＣ標準病院群）について、100床当たりの職種別職員

数を見たものです。

どの病院群も、医師・メディカルスタッフ・看護補助者と比べて看護師が最も多く、特に特定病院群・標準病院群では圧倒的多数を占めています。

私は看護師を味方につけなければ、病院経営はできないと考えています。とは言え、おもねる必要はありません。むしろ、経営者がおもねっていては、看護部や病院が持つ本来のパフォーマンスを発揮することもできなくなるでしょう。

本稿では、病院経営における看護師の重要性・看護部の特性をお伝えした上で、看護師を巻き込んで組織を1つの方向に導くための方法を考えていきたいと思います。


まず病院経営における看護師の重要性について考えていきましょう。私が看護師を重視するのには5つの理由があります。

看護師配置が病院収入に影響する

まず1つ目は、病院収入のかなりの比率を占める入院料等（病院機能にもよりますが）について、看護師配置が直接的な影響を及ぼすことです。

もちろん、入院料の全てが看護師による収入ではありませんが、ICU等のユニット系では2対1などの手厚い看護師配置が、一般・療養病棟では7対1から20対1までの看護師配置がそれぞれ求められており、この基準を満たすことは最低条件になります。急性期一般入院料等の評価で用いられる重症度、医療・看護必要度が、もともと看護必要度から始まったように（現状では看護だけではないという色が濃くなっていますが）、影響力は甚大なのです。

現場やスタッフを一番理解・熟知している

2つ目は、看護師は現場を一番理解し、熟知しているということです。入院料等でも24時間体制の看護師配置が求められていますから、常に病棟にいる存在です。

他の職種よりも患者のそばにいる時間が長く、患者のことを深く知っています。患者が急変したとき、近くにいた看護師がすぐに医師を呼んだことが救命につながるケースも多いです。

そして、スタッフの情報を深く知っているのも看護師です。病院長の前では無骨で感じが悪い医師も、看護師からは「患者想い」と信頼されていることは珍しくありませんし、その反対もあります。「1人の看護師の意見がすべて」というつもりはありませんが、看護部から全く信頼されない医師が、病院でいい仕事をすることはないでしょう。

あらゆる施策は看護部の「Yes」が必要

そして、病院長が考えるあらゆる施策は、看護部がNoを出せば実行できません。これが3つ目の理由です。

看護部は軍隊組織のような特性を有するので、上からの指示をやり遂げる力は持っています。ただ、看護部を動かすためには、看護管理者を納得させるだけの論理が重要です。

看護管理者は多数の部下の人生を抱えており、その部下たちへの説明責任があるゆえに、経済性だけでは動きません。「患者のためである」「皆の成長につながる」などの説明ができなければ、看護組織を納得させられないのです。

有力医師の発言は、実は看護部の言葉を代弁しているケースが少なくありません。他職種と比較して圧倒的に多い職員数と、経済性を必ずしも重視しない特性を持つこの部門を大切にしなければ、病院長は組織を牽引できないのです。

病院の業務効率性の向上には、協力が不可欠

4つ目は、病院の業務効率を向上させようとすれば、看護部の理解と協力が不可欠であるということです。

急性期病院にとって極めて重要な手術室の稼働率について、もちろん麻酔科医のマンパワーも必要ですが、次いで鍵を握るのは手術室看護師です。救急では看護師を中心としたトリアージが、ＩＣＵ等の集中治療室では看護師による24時間の病態観察が、救命につながります。円滑な入退院支援のための、入院時支援などの中心となるのも看護部です。

また、様々な診療報酬の加算を適切に算定するためには、看護部の協力が不可欠です。

事務部門がどれだけ声高に「加算を取ろう」と主張しても、机上の空論に終わる可能性がありますが、看護部の協力によって、その実効性が高まるケースは多いでしょう。

そして、現場を理解する優秀な事務職員を育てるのも、看護師であると私は考えています。

看護管理者の発想が、病院のパフォーマンスに影響する

最後に、看護管理者がどのような発想を持つかによって、病院組織のパフォーマンスが大きく変わることを、経営者は肝に銘じましょう。

看護師長が交代することで、その部門の稼働率が変動することは頻繁にあります。前師長時代は「人員が足りないから、これ以上患者を受け入れられない」と繰り返し主張していたのに、師長が代わると、嘘のように稼働率が向上することもあります。

より上位の役職者である看護部長・看護副部長などの考え方は、さらに大きな影響力を持ちます。

病院の経営にとって重要である、次年度の看護師採用人数についても看護部の上層部の意向は大きいです。どのような発想の管理者が、離職率を見積もるかも重要になります。離職率が1ポイント違えば、採用人数が大きく変わる可能性があるからです。

看護部を巻き込み、組織を1つの方向に導くには

これらのことから、病院長には「看護部を味方につける方策を考えるべき」とお伝えしたいと思いま

す。それには、看護師の特性をふまえたマネジメントが必要です。

1つ目の特性は、感情の論理が影響することが多いことです。医療人はエビデンスに基づき客観的であろうとしますが、看護師は医師に比べると感情的な側面が強いように感じます（もちろん、個人差はあります）。目の前の患者に寄り添うのが看護師ですから、広い視野から客観的な立ち位置を把握しづらいのかもしれません。「患者のために」という強い思いが、そうさせる面もあるでしょう。そのため、自院しか経験がない看護師の場合、世間の常識からは乖離している可能性もあります。

もちろん看護師は医療職ですから、常に検査データなど客観的な数値で意思決定しています。決して、客観的な数値を理解する能力に欠けているわけではありません。しかし、経営者としては感情の論理が大切であるという特性をふまえておくべきでしょう。

2つ目は、医療制度や診療報酬について正確に理解していない看護師も多いことです（これは看護師という職種に限ったことではありませんが）。自部署に関係することならある程度は知っているでしょうが、理解は曖昧だと思います。ましてや2年に一度変わる診療報酬の最新の知見を持っているかというと、必ずしもそうではないはずです。では、このような特性を持つ看護部を巻き込み、病院組織を1つの方向に導くためにはどうしたらいいのでしょうか。

私は経営に参画する看護部を創り、看護部に権限移譲を行うことを提案します。看護部のモチベーションと経営への意識が高まり、病院運営・経営の協力を得やすくなると考えるためです。ただ、権限には責任が伴いますから、定期的なモニタリングは不可欠でしょう。また、権限に伴うだけの実力を持ってもらうことが前提です。

そのために、看護部への教育や、人財への投資を惜しまず行いましょう。看護協会の研修会など、看護師という枠内での学びだけではなく、より広い視野で病院経営を学ぶ機会を増やしていただきたいです。看護部から経営のパートナーと呼べるほどの人財を育成できるかどうかが、病院長の腕の見せ所でしょう。

（M3 Career、病院経営事例集　２０２２年6月16日）

6　病院組織全体に影響する看護部長人事どのように選ぶべきか

看護部人事を看護部任せにしすぎない

5では、「組織変革には看護部を味方につけることが重要である」と解説しました。

看護部のような指揮命令系統が一元化されたピラミッド型組織は、軍隊から派生したようです。トップに立つ看護部長の資質が重要であることは、容易に想像できます。

本稿では、病院長として「看護部長はどのような人を、どのように選ぶべきか」ということをお話したいと思います。

まず、病院の看護部組織の特徴について整理してみましょう。

看護師を広く募集していても、勤務者が特定の学校出身者に偏ってしまう病院は珍しくありません。

看護師育成のための教育機関を有していたり、地域性等によって特定の学校からの入職が多くなったりすることもあります。さらに奨学金貸与者の対象が特定学校に偏ることも少なくないようです。同じ価値観を持った人材が集まると組織として管理しやすい半面、異なる価値観・意見が取り入れられにくくなり、視野が狭くなる危険性があります。また、管理職人事は前任者の意見が尊重されることが多いため、年功序列・予定調和の登用では組織の視野が広がる機会はなかなか訪れません。

看護部トップの人事は、病院全体のパフォーマンスに影響を及ぼします。

看護部長・副部長クラスの人事は看護部任せにしすぎず、時には病院長が関与する姿勢も必要だと思います。

スペシャリスト？　ジェネラリスト？　看護部長に求められる資質とは

まず、管理職やトップの候補者として名前が挙がりやすいのは看護部内からの評価が高い人です。看護部は院内でも圧倒的に人数が多い部門ですから、部署内で疎まれている人では組織を統率することはできません。しかし私は、看護部内で評判のよい人が必ずしもトップとして適任とは言えない、と考えています。自部署に厳しい発言をしたり、客観的に判断したりできない可能性があるからです。

また、看護部組織を束ねる人材として「スペシャリストがよいか」「ジェネラリストがよいか」というのもよく起こる議論です。

医療において専門性が重視される時代ですから、「認定・専門看護師などのトレーニングを受けてきた人材が望ましい」という考えはあります。ただ、そんな人材が専門性を重視する組織管理を行った場合、皆が専門家を目指しローテーションがしづらくなるなどの問題が生じるかもしれません。

一方でジェネラル人材を登用した病院の場合、認定看護管理者教育課程「サードレベル」などの管理者研修を受けた方を選ぶことが多いようです。

管理者を育てる上でこのような教育は有効ですし、私もサードレベルの講師を担当しており、優れた教育機会だと思っています。しかし、あくまでこれらは看護部の論理が重視される研修です。多職種との高度な調整が求められる、看護部長職の十分条件にはなり得ないように感じます。

看護部長は、高度な専門性や管理者研修で学んだ知識を持っているだけでは不十分です。何より求められるのは、リーダーシップとバランス感覚を兼ね備えていること。それは医師であれ、看護師であれ、組織を牽引する方に求められる資質と言えるでしょう。

抜擢人事が、スタッフ・組織を成長させることもある

もし病院長が看護部長の人事に積極的に関与できるなら、ぜひ病院長と共に歩み、病院の発展のため

にタッグを組める人を選んでいただきたいです。組織内部（看護部内）だけではなく、病院全体を見据えた客観的な発想・発言ができる人、病院長にも「Ｎｏ」と言える人です。

そのような人材が院内にいて、看護部内でも高い評価を受けていれば人選は容易なのですが、現実はそうとは限りません。今すぐに適任者が見つからないのであれば、中長期的に育成する視点を持ちましょう。

病院全体を見据えた発想・発言ができる看護師を育てる1つの方法として、法人本部などの中枢組織・外部機関で一定期間、経験を積んでもらうことはよくあることです。その後、看護部に戻り、副部長を経て看護部長に就任し、活躍できれば理想的です。

院内で適任者を探すことが難しいことも多々あり、その場合には外部からの募集を検討することが望ましいでしょう。ただ、ピラミッド型組織のトップ候補として外から飛び込んでくる人は極めて稀ですので、あらゆる人脈等を駆使して人材を募ることが大切です。看護部内での信任が得られないリスクをはらんでいるという点も留意しましょう。

また、院内で人選する際は年功序列になりがちですが、若手の抜擢が組織の活性化につながることも多いです。

ただし、これまでの慣例を越えた大抜擢は、看護部内外からの風当たりが極めて強くなります。せっかくいい人材を選んでも、抵抗勢力の信任を得られず、退却せざるを得なくなるのは非常に残念です。新看護部長を、病院長を中心に病院全体で支えていく覚悟を持ってください。

支えると言っても、甘やかしたり、馴れ合いの関係になったりするという意味ではありません。看護部長が「病院長の信任を得ている」という意識を過剰に持ち、独善的になってしまい、本来の力が発揮されなくなる可能性もあります。看護部長とは常に緊張感を持った関係性を保つことが、互いの成長につながるでしょう。

院外や若手からの登用など、大抜擢はリスクを伴います。しかし、病院長には「組織の成長のために実行しなければならない」と判断する局面も訪れるはずです。

年功序列人事という、予定調和の温室で育ってきたスタッフたちにとって、外からの風・若い風は厳しく感じるかもしれませんが、無風状態で筋肉質の組織をつくることは難しいと心得てください。

多くの医療職は、自らの成長のために最善を尽くすことができます。スタッフたちは風に揉まれ、揺らぎながら自らの体幹を鍛えていくはずです。スタッフを信じ、必要なときには「看護部・病院組織の成長のために風を吹かせる」という決断ができる病院長になっていただきたいと思います。

（M3 Career、病院経営事例集　2022年7月12日）

7 「医経分離」が向く病院／向かない病院

「医経分離」は病院経営の最適解となりうるか

我が国では医療法において、病院の管理者は医師であると義務付けられています。つまり、病院長になれるのは医師のみです。ただ、臨床医としての能力・経験と、病院経営者に求められる資質は完全に一致するわけではありません。

臨床一筋で生きてきた医師が病院長になる時、「これまで経営のことを考えたことがなかった」というケースはよく耳にします。医療は高度化・複雑化していますから、臨床の世界で一流を目指す人が経営に疎くなるのも理解できます。

これらの状況をふまえ、「医経分離」で成功している医療機関もあるようです。「医経分離」という言葉に一律の定義はないものの、以下の考え方が一般的でしょう。

医師（病院長）が中心となり実施する「医療提供」と、必ずしも医師が実施しなくてもいい「病院経営」で役割を分担し、それぞれの専門性を発揮してパフォーマンスの最大化を図る。

まず「医療提供」についてご説明します。

医療は日進月歩。それに追い付き、世界をリードするためには常に最新の知見を身に着けることが必要です。ガイドラインも変わっていきますし、医師としての鍛錬を怠れば、標準治療でさえ提供できなくなる可能性があります。また今日は患者の声も大きくなっていますから、診療科構成などにもよりますが訴訟リスクを抱えています。

当たり前ですが、病院長になっても診療を行うのであれば一定の臨床力を磨くことは必須といえるでしょう。

そして「病院経営」について。診療報酬の大幅プラス改定が全く期待できない昨今、厳しい財務状況の病院が多いのが現実です。２０２０年（令和２年）度の新型コロナウイルス感染症に伴う空床確保の補助金を除けば、病院はずっと赤字が続いています。

さらに医療機関が受け取る報酬の大半を占める診療報酬について、きちんと理解することも容易ではありません。ＤＰＣ／ＰＤＰＳのような１日当たりの入院医療の包括払いでさえ、医療機関別係数の仕組みなど非常に複雑です。自院が適切に評価される仕組みづくりは、臨床の片手間でやれる仕事ではないでしょう。

（図表１）　一般病院と一般診療所の損益差額の状況

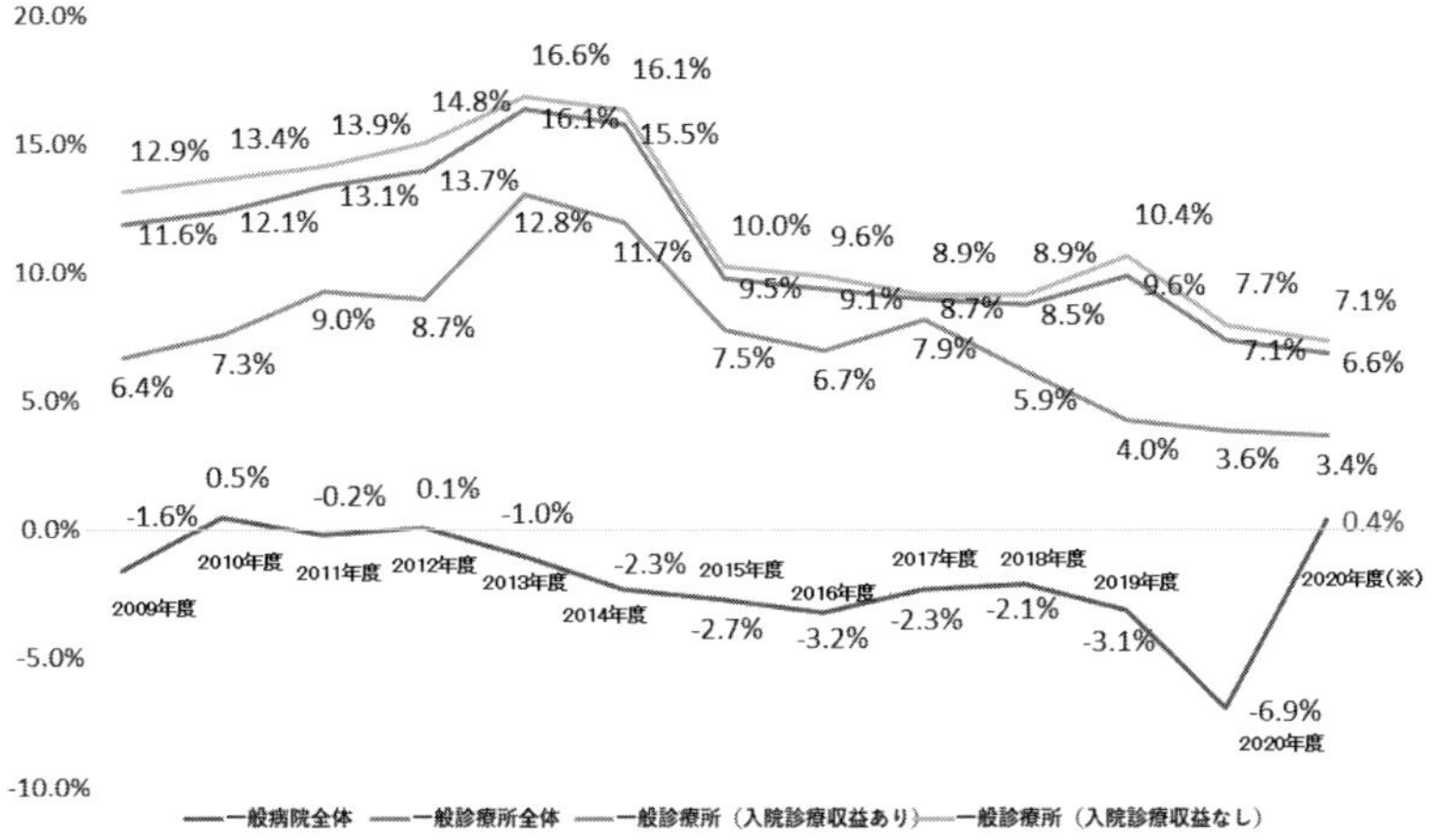

厚生労働省、医療経済実態調査を基に作成。（※）は、新型コロナウイルス感染症関連の補助金（従業員向け慰労金を除く）を含めた場合

上記の理由から、「医療提供・病院経営それぞれの専門性が発揮できる医経分離こそが、これからの病院経営のあり方だ」という声が上がるのも不思議ではありません。銀行からの出向者やＭＢＡ（経営学修士）ホルダーなどの経営専門家が経営の辣腕を発揮することで、パフォーマンスが向上すると信じている方もいるでしょう（海外では、このようなスタイルの病院経営があるようです）。

医経分離がマッチするのは、診療所や中小規模病院

医経分離は確かに合理的な発想かもしれませんが、「すべての病院で実行可能か」というと「違うだろう」というのが私の考えです。

私は自らの病院経営の経験から、組織運営において

規模が異なれば経営のあり方も異なるものだと強く感じています。医経分離がマッチするのは、診療所や中小規模病院だと思います。病床規模でいうと200床程度まででしょうか。もちろん、同じ200床でも診療科のラインナップや職員数等によっては向かない病院もあります。

この規模の病院では、多くの病院長が自ら診療でリーダーシップを発揮し、組織を牽引していることが多いものです。実際、それができているかどうかが業績向上の鍵を握ることもあるでしょう。病院長が手術・外来・当直に入ることもありますし、お金に疎いことも多いので「管理運営は事務長に任せた方が効率的だ」という判断になるのは自然なことです。

病院長は診療に専念して、事務長が院内のお金の流れをすべて握っていたとしても、2人のコミュニケーションがしっかり取れていれば、ある意味一心同体で病院運営を進められることでしょう（逆に取れていなければ、運営は破綻します）。

また小規模な組織は、トップが職員とコミュニケーションを取りやすいため、トップの掛け声1つで現場を変えやすい環境にあります。病院長・事務長コンビの一体感によって組織を牽引していくことは十分可能です。ただ、病院組織は200床刻みでその様相が異なってくるものです。

医療法上「大病院」と位置付けられる400床の病院では、病院長が診療で頑張るだけではリーダーシップを発揮できません。また、事務部門の組織も肥大化しますから、事務長は管理に精を出す必要があり、経営だけを考える余裕はないでしょう。

さらに600床ともなれば診療科など部門数も多くなりますし、800床ではトップの声を現場に届けることすら困難になります。

小さな船なら軌道制御しやすくても、戦艦大和ほどの大きさとなると軌道修正が難しい。無理に急旋回しようとすれば、沈没してしまうかもしれません。組織が大きくなるほど、何か1つのことを実行しようとしても掛け声だけでは行えず、周到な準備が求められるものです。

自院にとって「最適な運営手法」は何か?

「複雑性が増す大規模組織こそ、医経分離した方がいい」という考え方もあるでしょう。ただ、規模が大きくなると「医療提供」と「経営」という2軸だけでなく、様々な要素が複雑に絡み合ってきます。

どんなに病院長が診療で実力を発揮しても、そのパフォーマンスが病院全体に与える影響は限られます。また、管理業務の比重が高くなりますから、「自ら診療を行いたい」と思っても、ある程度は諦めなければならないでしょう。実際、病院長に就任してメスを置く医師はかなりの数いらっしゃるようです。

事務長も多数ある事務部門の代表者となり、経営ばかりに専念するわけにはいきません。病院長とのコンビで組織を引っ張っていけるほど単純ではなく、多くの利害関係者を巻き込みながら組織を動かしていく必要があります。

なお、大規模になると病院長の声が末端の職員にまで届きづらくなるわけですが、その意義が乏しくなるわけではありません。だからこそ、リーダーシップの発揮が大切になるのです。

本稿では、組織規模によって運営手法が異なることを解説しました。歴史や成熟度による違いもあるでしょうが、本質は変わらないと考えています。

病院運営の理想は、医療の質を高め、最善の医療を提供し、患者からの信頼を勝ち取ることです。それができている病院は自ずと職員満足度も高くなり、優秀な人材が集うことでしょう。とはいえ、理想の医療を提供していても、財務状況が悪化すれば次の投資は行えませんし、適切な人員配置も難しくなります。

医療の質と経済性のバランスをとること。それが病院経営にとって必要です。理想と現実をふまえ組織を着実に前に進めていくために、自院にとって最適な運営手法を考え、実践しましょう。

（M3 Career、病院経営事例集　２０２２年7月19日）

8　事務部門の経営人材を育成する際に留意すべき5つのポイント

経営人材育成の本気度が、組織の将来を左右する

病院長が「経営人材の育成」にどれだけ本気で取り組めるかは、組織の将来のパフォーマンスを大きく左右します。経営人材の職種や役職は様々だと思いますが、多くの組織では事務職員が中心となるでしょう。

病院経営において事務部門が果たす役割は重要です。

では、経営人材になるためには、どのようなスキル・経験を身に付ければいいのでしょうか。

医事業務に精通していたり、総務で活躍していたりすれば、経営人材になれるわけではありません。

特定の分野を極めた専門性と、専門外のあらゆる分野への幅広い知見が求められます。いわゆる「T型人材」です。

組織の規模・機能にもよりますが、重要な経営資源である「カネ」と「ヒト」に関連する複数のキャリアを積んだ上で、それらを掛け合わせ、多面的なものの見方・考え方ができる人材が理想的です。

これは医事、経理、あるいは給与計算の経験があるという意味ではありません。「どうしたら収益性を高められるか」「どうしたらヒトのモチベーションを上げることができるか」「どのようにヒトを導けるか」という、上位概念を想定しています。ただ、言うは易く行うは難しです。

本稿では、「優秀な経営人材を育成する際に留意するべき5つのポイント」を解説します。

「将来活躍できそうな人材」をトップ自ら選ぶ

まず1つ目は、経営人材の候補者の選び方です。

これから育成するのですから、今活躍している人よりも「将来活躍できそうな人材」を選びましょう。その要件は、以下の2点です。

・医療に一定の興味があること

・コミュニケーション能力があり、現場に溶け込めること

ただし、現場に迎合しない意志を持っている人が望ましいです。

育成対象となる人材を探すとき、事務部門であれば事務長（事務部長）に「誰か推薦してくれ」と頼

みがちです。ただ、この方法で適任者が選ばれるとは限りません。

年次や役職などを度外視して、トップが「この人だ」と思った相手を選ぶべきなのです。

もちろん「周囲を見渡しても候補が見つからない」ということは少なくないでしょう。しかし、人材を発掘するのも経営者の役割。私は様々な組織で経営幹部職員の研修を実施してきましたが、「組織の中で活かされず、日の目を浴びていない優秀な人材は少なくない」と実感しています。人材発掘のために院内の育成研修などを実施することも有効です。

それでも組織内に適任者が見つからなければ、他院、あるいは異業種からの中途採用も検討に値します。

また、事務部門で優秀と評価される方は総務畑を歩むケースが多いですが、候補者がそのようなキャリアの場合は、より医療の中身に接する機会を持たせることが望ましいです。提供サービスの内容を熟知していなければ、具体的で説得力のある課題解決策を提示することはできないからです。総論だけでは、組織は動かせません。各論にまで落とし込める人材を育てる必要があります。

ただ、1人で提供する医療すべてを把握できるわけではありませんから、複数人で協業できるような環境をつくりましょう。

ビジネススキルを習得させる

２つ目はビジネススキルを習得させることです。

病院職員は一般的にビジネススキルが低い傾向があります。院内スタッフから経営人材を育てる場合は、データ分析、そのためのＰＣなどの操作、プレゼンテーションといったスキルを徹底して学ばせるべきです。基礎体力がなければ、速く長く走れるようにはなりません。

必ずしも日常業務だけで身に付くものではありません。使いこなすためには体に浸透するまで繰り返し鍛錬が必要です。実際の業務を通じてスキル習得するＯＪＴの仕組みがあるとなおいいでしょう。

他流試合を経験させる

３つ目は、他流試合を経験させることです。

院内の職員は視野が狭くなりがちですから、視野を広げるための戦略的な育成が必要です。ＭＢＡや、私が塾長を務める「ちば医経塾」のような経営を学べる場に通ってもらったり、他院やコンサルティング会社などに一定期間、留学させたりするのも有効でしょう。外の世界で学ぶことはいい経験になり、自信につながると思います。

経営人材にとって、外部と交流し、情報交換できるネットワークを持つことは極めて重要です。できれば職種の壁を超え、多職種で意見交換できる環境・人脈を持たせたいものです。

中には「病院管理系学会などで発表する機会を与えてはどうか」と考える病院長も少なくないでしょう。1つの貴重な経験ではありますが、それだけで高い効果が期待できるほど病院経営は甘くありません。実践に身を置くことが最も重要です。

創造的な業務に従事させる

4つ目は、創造的な業務に従事させること。

事務職員は、会議資料の作成、会議の設営、議事録作成などのルーティンワークが多い職種です。もちろん、会議から学ぶことも多いですし、有意義な経験ではあります。しかし、「計画におけるグレシャムの法則」として知られるように、目の前のルーティンワークに忙殺されると、経営人材が本来取り組むべき創造的な業務が後回しになってしまいます。

育成時期はルーティンワークから解放し、より創造的な業務に専念できる環境を整備することが望ましいでしょう。その上で、経営人材がトップマネジメントに定期的に提案できる機会と、経営陣との密なディスカッションを実施できる環境をつくりたいものです。「優秀な人材は経営陣が育てる」という意識が大切です。

経営人材からの提案が的外れにならないためには、お互いの考えや認識のすり合わせが必須ですし、意見交換から次のアイディアが出てくることも多いでしょう。

最も重要なのは、経営人材に「自身の役割は意思決定ではなく、提案」ということを認識させることです。意思決定は、医療の質と経済性のバランスを踏まえ、病院長が行うべきです。

経営人材も企画部門などに長く所属すると独善的になったり、経済性を重視しすぎたりして、医療人としての倫理観に沿わなくなる懸念があります。「経営は事務に任せておけばいい」という声も耳にしますが、委ねすぎないよう注意が必要です。

方針が合わないときは、手放す覚悟を持つ

最後は、せっかく育てた経営人材でも方針が合わない場合は、手放す覚悟を持つことです。

経営陣とその参謀役である経営人材には信頼関係が不可欠ですが、長く一緒に仕事をしていると方向性が合わなくなることもあります。優秀な人材ほど外の世界から情報を得て、自院に新たな空気を入れたいと考えるようになりますから、トップと意見が合わなくなる可能性は十分考えられるのです。

そこで大切なのは、自身と異なる意見だからといってすぐに却下するのではなく、膝をつき合わせて議論を尽くすことです。

ただ、どうしても合わない時は、別の人に委ねることも検討しましょう。配置換えなどで人事を考え直すという選択肢もあります。その結果、その方が組織を離れることになったとしても、優秀な経営人材を欲する病院は多数ありますから仕事に困ることはないはずです。

人材育成は、「病院長のパフォーマンスや考え方次第で、育てた人は旅立っていく」という緊張感を持って臨んでください。

（M3 Career、病院経営事例集　2022年8月12日）

9　新入院患者を増やしたいなら、救急医療に注力すべし

コロナ禍で急性期病院の新入院患者数が激減

コロナ禍で、全国の急性期病院の新入院患者数は大幅に減少し、病床稼働率も低下しました。特に令和２（２０２０）年度は最悪で、退院患者数が前年度比13％減少しています（**図表1**）。

令和元年度と令和２年度の退院患者数の増減を比較したデータが**図表2**です。

令和３年度以降もコロナ病床確保の影響や患者の受診抑制などが影響し、「新入院患者数はコロナ前よりも少ない」という病院がほとんどだと思います。コロナの空床確保補助金のために財務的には何とか帳尻が合っている病院でも、今後に不安を抱える経営者は多いはずです。

では、この厳しい局面にどう立ち向かっていけばよいのでしょうか？

（図表１）　退院患者数等の増減　令和元年度と令和２年度の比較

病床規模	退院患者数	紹介あり	全身麻酔	手術	化学療法	緊急入院	救急車搬送入院	救急医療入院	予定外入院
100床未満	−11%	−21%	−２%	−５%	３%	−23%	−10%	−16%	−26%
100−199床	−14%	−13%	−６%	−９%	−１%	−17%	−10%	−10%	−23%
200−299床	−13%	−13%	−６%	−８%	−３%	−15%	−６%	−７%	−25%
300−399床	−17%	−17%	−12%	−13%	−８%	−19%	−12%	−13%	−27%
400−499床	−８%	−８%	−３%	−４%	４%	−10%	−１%	−２%	−24%
500−599床	−７%	−５%	−４%	−５%	４%	−９%	−２%	−２%	−20%
600床以上	−14%	−14%	−11%	−12%	−４%	−17%	−12%	−12%	−25%
全体	−13%	−13%	−７%	−９%	−２%	−16%	−８%	−９%	−25%

（※）「令和元年度・令和２年度 DPC 導入の影響評価に係る調査「退院患者調査」の結果報告について」を基に作成。

（図表２）　都道府県別　退院患者数の増減

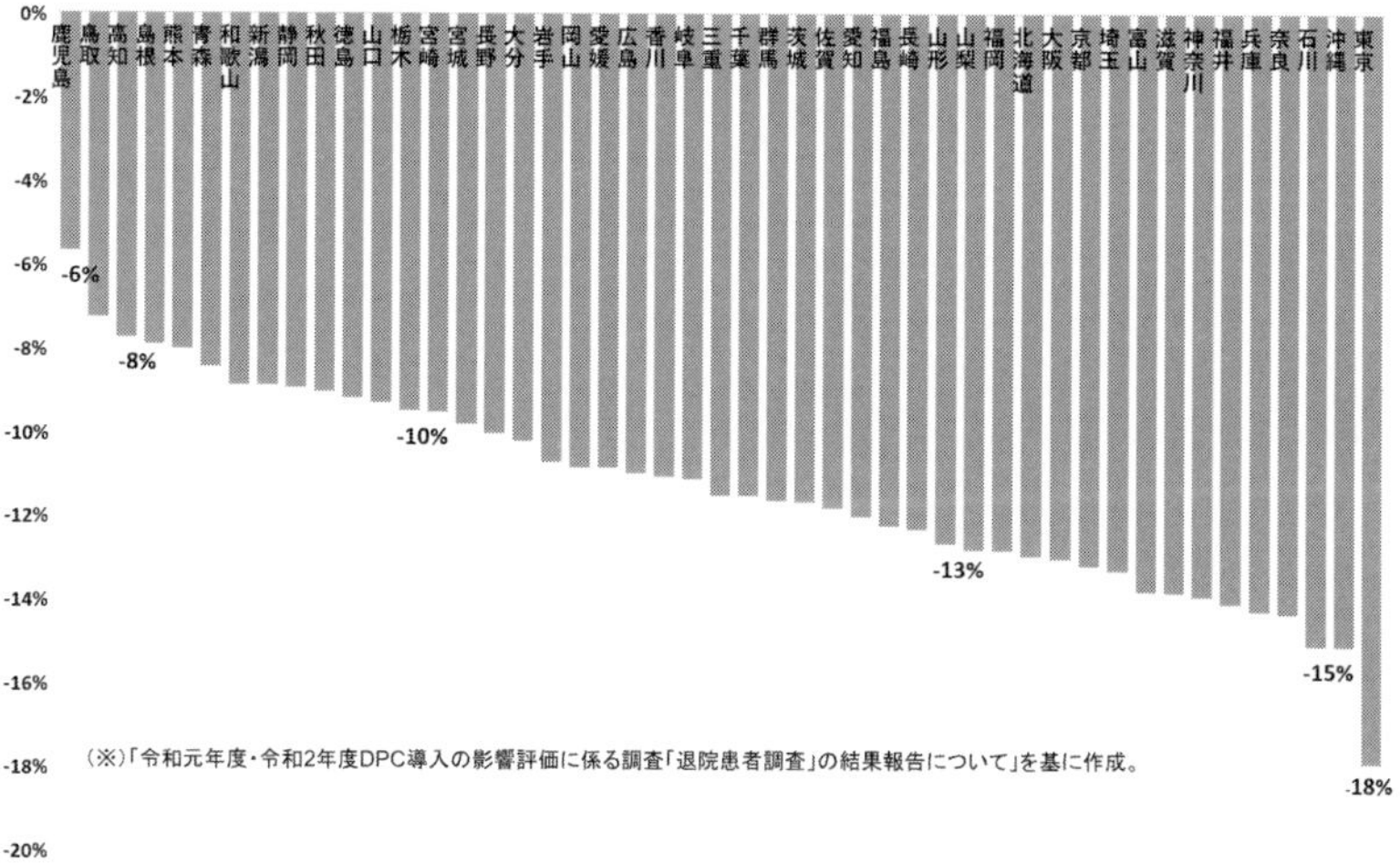

鍵となるのは「入院させやすい仕組み」の構築

入院患者が増えないのであれば、病床稼働率をつくろうために「治療終了後も在院日数を延長し、次の患者が来るまで退院させない」という病院もあるでしょう。病院経営者がそのような気持ちに駆られることは理解できますが、私はそのような施策は有効ではなく、抜本的な解決策にはならないと考えています。

やはり大切なのは、新入院患者の獲得を目指すことです。しかも、遅れを取ればさらなる患者数減少が待ち受けているかもしれません。多くの地域では、新入院患者が増加しない、あるいは減少しており、すでにどの病院も取り組みを始めているのですから。

新入院患者を獲得するために短期的に効果があるのは、救急医療への注力でしょう。ウォークインよりも、より重症度が高い傾向にある救急車への対応をしっかりすることにより、新入院患者の獲得につながります。

救急車というと、応需率の水準についての議論が行われがちです。コロナ禍で不応需が増加した病院も多いと思います。

「断らない救急」をスローガンに掲げる病院もありますが、それは気合だけで実現できるものでもなく、体制整備が重要な鍵を握ります。救急が多い夕方から22時くらいまでの待機医師数を増加させるな

（図表３） 令和２年度 救急車搬送件数と救急車搬送入院件数

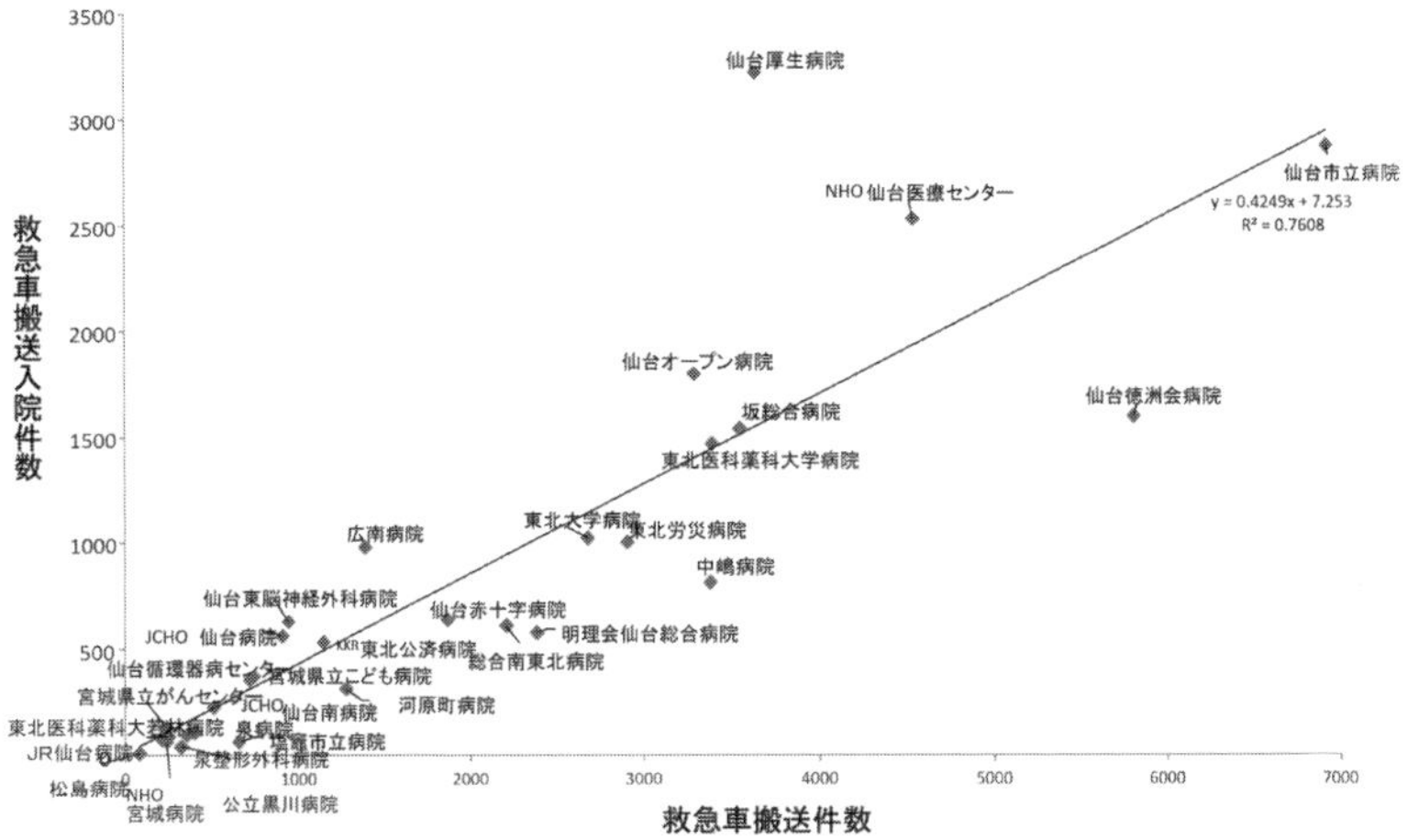

（※）「令和2年度DPC導入の影響評価に係る調査「退院患者調査」の結果報告について」及び令和3年年度病床機能報告データを基に作成。

どの施策は、有効でしょう。ただ、それでも専門外や処置中、あるいは満床などで救急の不応需はどうしても発生するものです。

私は現場に「断るな！」と言うよりも、いかに入院させやすい仕組みを構築するかが重要だと考えています。**図表3**は仙台医療圏の救急車搬送件数と、搬送からの入院件数を病院別にプロットしたものですが、バラつきが確認できます。

救急車で来院する患者は重症が多い傾向にあるので、適切な入院率を維持することは大切です。そのため、救急車からの入院率について全国平均の４割程度を基準に目標設定をする病院も少なくありません。

図表4は仙台医療圏の救急車からの入院率ですが、低すぎる病院も存在するようです。（※）

※なお、このデータは病床機能報告とDPC公表データを組み合わせており、一定の傾向は示すものと考えま

（図表４）　令和２年度 救急車搬送入院率 仙台医療圏

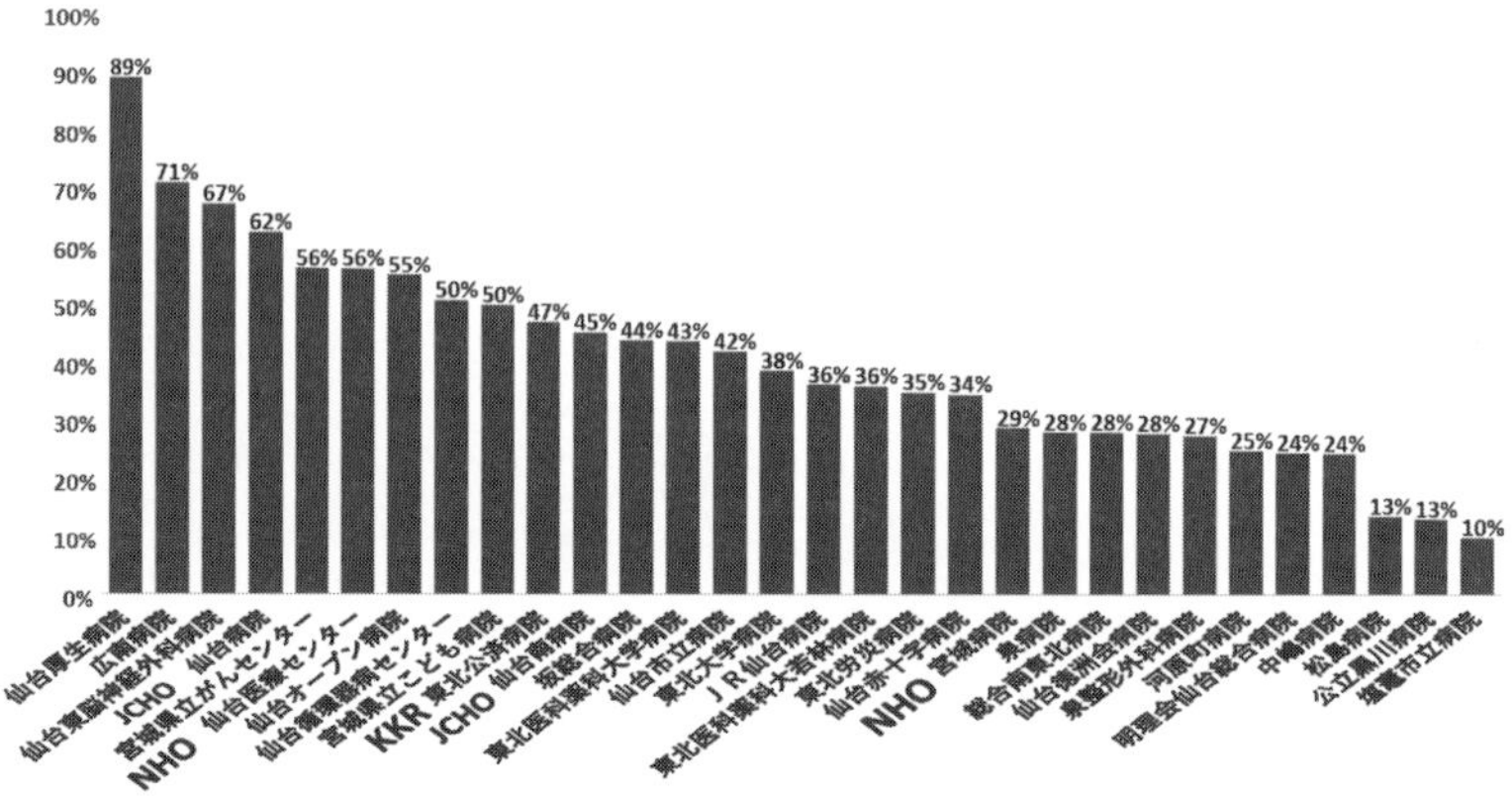

（※）「令和2年度DPC導入の影響評価に係る調査「退院患者調査」の結果報告について」
及び令和3年年度病床機能報告データを基に作成。

すが、必ずしも万能ではなく限界があることをお伝えしておきます。

では病院にとって、救急搬送入院を多く受け入れるためにはどのような課題があるのでしょうか。

例えば、夜間の緊急入院は、日中よりも厄介なことが多いはずです。そのため、患者を無理にでも帰宅させようとする病院も存在します。「看護部が嫌な顔をしないか」「入院後の主治医を誰が受け持つか」「どの病棟にいれるか」、などと考えて入院受け入れをためらうケースがあることは、容易に想像できます。

ただ、「本当は入院したい」と思っている患者を無理に帰すことはリスクを伴い、帰宅後お亡くなりになった、再搬送されたなどのトラブルも生まれやすくなります。

もしも先程挙げたような〝厄介事〟があるなら早めに整理しておき、現場が入院をためらうことなく受け入れられる体制にしておきましょう。

現場が救急を断る理由は、本当に「満床」なのか？

病院経営者が救急医療を強化しようとしたとき、現場から挙がりがちな「救急車を断らざるを得ない理由」と、その対策についてお伝えします。

まず1つ目は、「病院が住宅街や駅前などに立地しており、ウォークインが多いため、救急車への対応が疎かになる」というものです。

対策としては、時間外選定療養費の設定、徴収が有効です。コンビニ受診のような重症ではないウォークイン患者が時間外に来院するのを抑制する効果があります。私の経験では軽症患者が20％程度減少し、より救急車等の重症患者への対応力が増しました。

ただし、「軽傷」かどうかの判断を全て医師に委ねると、「時間外選定療養費は設定したが、徴収できない」となってしまうかもしれません。救急現場の医師にその判断を一任することは酷ですから、病院として一定の指針が必要ですし、事務的なフォローアップも欠かせません。

時間外選定療養費の設定は、料金を徴収することが目的では決してありませんが、誰からも徴収しなければ、「軽傷でも時間外に気軽に行ける病院」だと噂が広がる可能性もあります。

2つ目は、「満床」を理由に救急車を断っているケースです。

しかし、本当に満床ということは多くないでしょう。もちろん、今は空き病床でも翌日予約が入っている、救急用病床が埋まっているという状況はあるかもしれません。

ただ実際には、病床に多少の空きはあったとしても、医師が「誰がその患者を受け持つのか」「入院決定をすると、すべて自分が責任を取らないといけないのか」と想像を巡らせ、できるだけ患者を帰宅させようとして「満床」と断っていることはないでしょうか。

救急医療の現場では、研修医などの若手が活躍しています。新入院患者獲得などという意識はないでしょうし、責任をすべて押し付けられる恐怖感を持っているのだと思います。

そうだとしたら、入院決定をした医師がその患者の担当となるような体制は見直すべきです。翌日以降に、副病院長など権限ある医師もいる中で振り分けを協議する場を設けることが有効でしょう。

また、「本当にベッドに余裕がない」という病院の場合は、病院全体として空床を管理するベッドコントロールが大切です。何よりもまず「患者を出す仕組み」を構築しましょう。

救急患者の受け入れを円滑に進めるためには、早期転院をさせる連携先の開拓が重要になります。救急患者は予定入院患者よりも在院日数が長引く傾向がある上に、転院患者の在院日数は自宅退院の2～3倍以上になるからです。

本稿では、新入院患者獲得施策として、短期的に効果が出やすい救急車対応の強化をご紹介しました。

ただ中長期的に重要になるのは、紹介患者の獲得です。そのためには地域の医療機関との「顔の見える連携」が有効ですが、この点についてはまた別の機会に詳しくお伝えします。

（M3 Career、病院経営事例集　２０２２年12月23日）

10　手強い〝上司〟である役員会を味方につけるには

病院長は、役員会という〝制約〟の下で成果を上げなければならない

この春、新たに病院長としてのキャリアを歩み始める方も多いでしょう。組織のトップに立ち、責任の重さをかみしめながらも、「ようやく自分の理想とする病院づくりができる」と意気揚々とされているかもしれません。しかし、そんな気分に浸るのも束の間、病院長には実は手強い〝上司〟が存在することにすぐに気づくことになります。

これまで副院長だった方は、上司は病院長1人だったかもしれません。しかし、病院長の上司は複数人。しかも必ずしも医療人ではなく、病院のことを全く理解してくれない方々ということもありえます。そう、「役員会」です（名称は理事会、議会など多様です）。

役員会に向き合うことは、病院長の重要な仕事です。しかし、役員会という〝制約〟の下で成果を上

げるのは至難の業とも言え、大きな困難が予想されます。

本稿では、この役員会にどう対峙していき、どのようにして味方にしていけばいいかについて、検討します。

非医療者も選任される役員会。医療界の常識は通用しない

まず、相手の視点を理解しましょう。役員会にはどのようなメンバーがいるでしょうか。

多くの法人組織では、医療職以外の役員も選任されます。したがって、医療界の常識が通用しない場面は珍しくありません。医療政策と逆行するような「外来患者をもっと増やせ」「治療終了後もより長期の入院を増やせば、稼働率も上がるし、患者も喜ぶ」などの注文を本気でされるなど、時として病院運営が立ち行かなくなるような提案をしてくることもあります。

また、立ちはだかる壁は非医療者だけではないのです。前病院長が役員会メンバーに残り、そのトップに就いている場合、病院長時代とは異なる主張を繰り広げる可能性も十分あります。立場が異なれば、ものの見方・考え方は変わらざるをえないからです。

役員会の意見が、現場の要望・経営者の判断とは真逆のものになることはよくあります。現場は増員を切望し、病院長が「増員は医療の質の向上が図れるだけでなく、診療報酬により増収になる」と判断

していにもかかわらず、役員会からは増員を認められない。そんな悔しい経験をされるかもしれません。

法人の中で病院は稼ぎ頭です。一方で、転ぶと大怪我をしてしまう、財務リスクを抱えた存在でもあります。病院収入の約半分が人件費であることを踏まえれば、役員会としては安易な人員増が認められないのも当然なのです。

役員会の構成メンバーには、組織における公式な権限があり、軽んじてよい存在ではありません。たとえ医療の素人であってもそれぞれの道を究めた方が集っており、ご自身の発言には揺るぎない自信があります。病院長の任命権も有しているでしょうから、命令に従わないわけにも、対立するわけにもいきません。

とはいえ、すべて役員会の言う通りにしていたら、病院長の理想とは程遠くなってしまう危険性もあります。

それでは、病院長はどう対応すべきなのでしょうか。

情報開示を徹底し、メンバーとの対話を増やす

1つ目のポイントは、役員会へのディスクロージャー（情報開示）を徹底することです。企業経営で

も、所有者である株主に対して、事業や財務内容の定期的な情報開示が求められます。病院でも同様に、説明責任をきちんと果たし、透明性を確保することが必須です。

特に、悪い情報はいち早く伝えましょう。つい後回しにしてしまいたくなるものですが、一度信頼を失えばあらゆる権限を奪われる可能性もあります。

2つ目のポイントは、役員会メンバーとのコミュニケーションをできるだけ密にし、対話の機会を増やすこと。自分の考えや信念と異なったとしても、傾聴する姿勢は保ち続けるべきです。それぞれの立場によって論理・主張があるのですから、まずはいったんその言葉を受け止めましょう。

それぞれ経験・実績が豊かな方たちですから、第三者として有用な意見を言ってくれることも多いはず。組織について常識的な見地から貴重なアドバイスをもらえるかもしれません。対話の中で、医療について理解を深めてもらい、建設的な議論ができるように導くことも、医師である病院長ならではの役割です。よき相談者・理解者を増やすべく、話し合いを続けましょう。

会議などでの議論だけでなく、非公式のコミュニケーションも重要です。普段は厳格でとっつきにくい役員会メンバーも、異なる一面を見せてくれるかもしれません。どうしても理解が得られない場合は、第三者という刺客を送り込み、自らの意見に説得力を持たせることも有効です。

小さな成功を積み重ね、役員会の信頼を得よう

2つのポイントを挙げましたが、役員会との関係性において最終的に大事になるのは、「あの病院長に任せておけば大丈夫」と思わせられるかどうかです。そのためには、やはり病院長として結果を出す必要があります。

ただ、病院経営は長距離走。焦ってスタートダッシュを切ろうとしないでください。病院長自身が息切れしてしまっては意味がありませんし、役員に結果を示すことだけを考えて、無理に物事を進めようとすると、脱落する職員が続出してしまいます。

徐々にスピードを上げるなどの配慮をしないと、組織が一枚岩にならないばかりか、大切な職員を失うリスクもあるのです。

組織はご自身の任期後も継続しますから、「自分はあくまでも中継ぎでしかない」ということを忘れずに。病院長に求められるのは、未来を見据えた病院経営を展開することです。小さな成功を1つひとつ着実に積み重ねて、役員会の信頼を得ていきましょう。

ただ、役員会にどんなに真摯に説明し、信頼を得る努力を重ねても、「この点はどうしても理解を得られない」ということもあるかもしれません。時には「自分の世代では変えられなくても、いつの日か来る理想を夢見て歩み続ける」という覚悟と割り切りも必要です。

うまくいくことばかりではないですが、そんな現実も受け入れた上で、一歩一歩前に進む気力を維持していきましょう。

（M3 Career、病院経営事例集　２０２２年3月30日）

11 病院長は〝裸の王様〟
皆が事実を伝えてくれるとは限らない

病院長に集まるのは「悪い情報」ではなく「いい情報」

病院長に就任したら「病院に関する正確な情報を、すべて適切に入手できる」と思いがちですが、現実は程遠いものです。

確かに病院長のもとには、多くの情報が洪水のように押し寄せ、就任前は予想できないくらい様々なことを耳にするようになります。

ただ、信頼に足る情報ばかりではありません。もちろん病院長になるほどの方なのだから、選球眼には自信をお持ちでしょうけれど、「正しい情報を識別できる保証はない」と肝に銘じておくべきです。

病院長が「話を聞きたい」と言えば、院内に断る人はいません。しかし、病院長には悪い情報よりも、いい情報が伝えられがちだということを忘れないでください。

発言者は「うかつなことを言えば、評価や昇進にかかわるのではないか」と考えますから、どうしても防衛本能が働きます。嘘をついたり、何かを隠したりする意図がなかったとしても、情報には偏りが出るのです（実際には、病院長に人事権などの決定権があるとは限らず、間接的な影響力しかないことも多いですが……）。

裸の王様にならないよう、細心の注意を払う必要があります。

また、「誰からの情報か」という点にとらわれすぎない方がいいでしょう。

例えば、病院長の立場を脅かそうとする敵陣営。つい構えてしまいがちですが、情報や提案が間違っているとは限りません。否定的な言葉だったとしても、経営者として実行すべきことを適切に提案している可能性は十分にあります。それを無視していては、病院を成長軌道に乗せることはできませんし、組織の軋轢がより大きくなる危険もはらみます。

一方で、腹心である側近からの情報も鵜呑みにしないことをお勧めします。現場から上申され、側近に届くまでの間には様々なフィルタがかかっているからです。「この人が言うことだから」と盲目的に信頼すれば、適切な判断ができなくなります。

「特別な有益情報」にも要注意。病院長になった瞬間に、それまで接点がなかった院内外の人たちが急に目の色を変えて近づいてくるようになります。

自院の将来を考える時間を確保するためには、情報を取捨選択するしかありません。しかし、皆が新院長の一挙手一投足に注目しているので、聞く耳を持たない素振りをすれば、悪い噂はすぐに広まってしまいます。傾聴する姿勢は忘れないでいたいものです。

1人で現場に出向き、公式ラインを超えた声を拾おう

さて、組織のトップとしては職員の声に耳を傾けつつ、振り回されてはいけません。中長期的な視点を忘れず、自らの判断で意思決定するのが病院長の役割です。

現場からの要望で最も多いのは、「人手不足だから増員してほしい」というものでしょう。「医療の質が低下する」「医療事故が起きるかもしれない」「職員の不満が募り、大量退職が起きかねない」などの声です。

確かに「医療の質」や「安全」は病院にとって何よりも大切です。しかし、現場にとっては増員を求める際の伝家の宝刀。誇張して伝えている可能性もあります。

現場の声を鵜呑みにして増員し続けると、人件費比率は際限なく上昇し、財務状況は悪化の一途をたどります。将来、本当に必要な人員を配置できなくなってしまうかもしれません。

押し寄せる様々な情報を精査し、本質を見抜くためには、院内のあらゆる部署にアンテナを張る必要があります。組織の公式な指揮命令系統から、事実が伝わるとは限りません。まずは自ら現場に頻繁に出向き、公式ラインを超えた声を拾いましょう。

この際、部下を引き連れた「病院長御一行」での訪問は、現場を委縮させる可能性があり望ましくありません。現場の最前線で働く若手からの意見も細かいニュアンスを含めて吸収したいので、基本的には1人でふらっと訪れます。

これは、武蔵野赤十字病院の泉並木院長も実践されています。

「時間も決めずに、不意打ちで行くと現場がよくわかる。人間関係ができていないと難しいと思うが、それぞれが困っていることを話してくれる。（中略）誰かを通して話を聞くと、その人の視点でしかわからないだろう」（『検証　コロナ禍の病院経営—after COVIDに向けて持続可能経営への舵取り』井上貴裕著／ロギカ書房）。

泉院長がおっしゃるように、一朝一夕で様々な情報が入るわけではなく、時間をかけて現場との関係構築が必要です。最初は周囲に意図が伝わらず、批判の声が挙がるかもしれませんが、くじけずに継続して常態化していただければと思います。

情報の精査、取捨選択の日々に疲れることもあるでしょう。そんなときはぜひ、他の病院長との対話の機会を大切にしていただきたいです。病院長なら誰しも、多かれ少なかれ似通った境遇にあります。双方の経験からの学びや共感は、互いの栄養剤に、そして精神安定剤になるはずです。

（M3 Career、病院経営事例集　２０２２年2月17日）

12　自院の診療報酬改定への対応に、経営者としてどう関わるか

2022年診療報酬改定、実質的なプラス財源はほぼゼロに

2022年度診療報酬改定の短冊が示され、各医療機関は4月以降に向けて粛々と準備を進めているところでしょう。

保険診療枠内の医療提供内容とその価格は、我々にとっては提供サービスのメニュー表のようなもの。それが、4月1日を境に全国一律で変わるわけですから、乗り遅れるわけにはいきません。対応によっては、経済的なリスクを抱える可能性もあります。

マクロ的な視点では、今改定で診療報酬は0・43%のプラスとなりましたが、そのうち0・2%は看護師等の処遇改善の手当増に、0・2%が不妊治療の保険適用に充当されるので、実質的なプラス財源はほとんどありません。厳しい状況だからこそ、病院個別の視点では、実態に応じた〝損をしない適切

な対応〟が求められます。

では、病院長は改定対応にどのように関わっていくべきでしょうか。

診療報酬に詳しい病院長ばかりではないでしょう。「改定は、医事課に任せておけばよい」と考える方もいらっしゃるかもしれません。また、改定に際して自院の医事課のレベルに疑問を抱いたり、「信頼したいけれど、信頼しきっていいものか」と不安になったりする方もいるはずです。

とはいえ、病院長には「あれもこれも」と細かいことまで指示する余裕はありません。ご自身のキャラクターやご興味によるとは思いますが、細かい論点は副病院長以下の現場スタッフに任せるのが理想でしょう。

一方で、病院長として一定のコミットメントは必要です。どの病院にも、経営者として最も頼りにしているエース級職員はいるでしょうが、その方だけで改定への対応ができるわけではありません。特に病院規模が大きくなると、職員1人の訴求力には限界があります。改定項目を組織全体に浸透させることは容易ではないのです。やはり、病院長としては「改定に適切な対応をする」という明確な方針を現場に打ち出すべきだと思います。

診療報酬改定に一喜一憂しない。しかし「あるべき姿」は捉えるのが経営者の役割

診療報酬改定に一喜一憂する必要はありません。ただ、病院長の役割は、中長期的視点から自院のあるべき姿を考え、そのゴールに向かって組織を導いていくこと。適切な方針を打ち出すためにも、医療政策や診療報酬の方向性は捉えておくべきです。

今までの改定等の議論をフォローし、多くの有識者の声に耳を傾けることにより、国が目指す医療提供の姿が浮かび上がってきます。もちろん、改定ごとに厚生労働省の担当課長や筆頭補佐の色があり、重視される点は微妙に異なります。しかし、私は「中長期で見ると目指す方向性は変わらないはず」と信じ、病院経営の方針を考え、実行しています。

例えば、入院医療に求められる機能は何か。それは重症者を入院させ、適切な治療をし、その患者を早く退院させること、可能であれば家に帰すことでしょう。

重症者の定義やハードルは改定ごとに変わるかもしれませんが、病院が進むべき大きな方向性は変わらないはずです。

急性期入院医療関連では今回、一般病棟の重症度、医療・看護必要度について、評価項目から「心電図モニターの管理」が削除されました。内科系医療の評価が厳しくなったと言われていますが、私たち

は「この変更により、急性期医療に求められる姿は何か？」を改めて考える必要があります。それは、手術患者の獲得・在院日数の短縮が求められるのは、不変の真理ということです。これができない急性期病院は、ダウンサイズしたり地域包括ケア病棟などに転換したりすることが現実的かもしれません。

また、ＩＣＵ（特定集中治療室管理料）では重症度、医療・看護必要度において、指標からＢ項目の評価が除かれました。看護師の負担を考えると、本来業務に注力するにはＡ・Ｃ項目に限定することが望ましいですし、何よりもＢ項目は慢性期的な評価と言わざるを得ません。「患者状態の把握のためにＢ項目は必要」という考え方もありますが、早期離床を阻む指標があることは、ＩＣＵの本来のあり方に逆行するでしょう。

さらに今回の改定は「地域包括ケア病棟に厳しい内容だった」という声を耳にします。これまで、多くの急性期病院が、患者をまず急性期病棟に入棟させ、その後院内転棟させることでうまみを得てきました。しかし今回、地域包括ケア病棟について、自宅から直接の入院・他院からの転院などを促進することにより、「本来の役割に沿った使い方を求める」という方向性が明示されたわけです。

何しろ地域包括ケアシステムを支える中心を担うのがこの病棟なのですから、何ら不思議な改定内容ではありません。

これらの改定について「コロナ禍の今でなく、２年後でもよいのではないか」という考え方もあります。しかし、財源なき改定の中で、「働き方改革関連の補助者加算のさらなる評価」や「機能分化の推進のための急性期充実体制加算」などを新設したことをふまえると、致し方ない面もあるのでしょう。

診療報酬改定は組織力強化のチャンスである

保険診療では、私たちに提供サービスの価格決定権はありません。しかしだからこそ、提供したサービスの実態に応じて、算定を行うことが不可欠です。適切な算定なくして、健全な病院経営を実現することは難しいでしょう。

もちろん、「診療報酬をうまく算定すれば、病院経営もうまくいく」というほど単純ではありません。しかし、少なくとも適切な算定ができていないために損をしているようでは、厳しい経営環境の中で成長を遂げることはできないはずです。

この2年に1回の改定というイベントにどう立ち向かい、即時に対応できるかどうかは、組織力が問われます。もし貴院が「現場のスタッフだけでは、改定に向き合えない」と考えるなら、外部コンサルタントに依頼する選択もありますが、短期的に効果が出ても、それを継続すること、強い組織をつくることは難しいかもしれません。

診療報酬改定を、組織力強化の好機と捉えてみませんか。施設基準の届出をして終わるのではなく、ぜひ、組織皆で膝を突合せ、改定への対応について議論してください。改定内容について学び、対応を考え、実行する文化を醸成していきましょう。それを率いるのが、病院長を中心とした経営幹部です。

改定が改革のステップにつながるよう、病院長のリーダーシップを発揮していただきたいと思います。

（M3 Career、病院経営事例集　２０２２年2月28日）

13 予算と事業計画、浸透していますか？職員に理解される伝え方

予算と事業計画は、経営者からの公式メッセージ

2022年度が始まりました。新たなスタッフを迎え入れ、心も新たに病院運営に取り組まれていると思います。まん延防止等重点措置が全ての地域で解除され、コロナと共存しながら病院経営を行う決意をされた方も多いことでしょう。今年度の目標をはじめ、様々なメッセージを職員に発信したいとお考えかもしれません。

病院長からのメッセージを職員に伝えるには、朝礼や院内報、病院ホームページなど多様な方法があります。中でも経営者としての考えを示す公式メッセージの代表格は、やはり予算とそれに伴う事業計画だと思います。

しかしながら、予算と計画を示せば病院長の考えが現場に伝わるかというと、決してそうではありません。

本稿では、予算と事業計画の現場への効果的な伝え方を検討します。

まず前提として、昨今、予算や計画を作成するのが難しい状況にあることは誰しも実感されているでしょう。病院経営において、これほど先が見えない時代はありません。

今後、新型コロナウイルス感染症の空床確保等の補助金がどうなるのか、現段階ではわかりません。私は国の財政事情等を考慮すれば、楽観的に考えることは難しいと考えています。かといって、患者数をコロナ前の水準に戻せる確証もありません。そんな中で策定した予算を本当に実行できるかは、半信半疑といったところでしょう。

今後の状況次第では、年度途中で補正予算を組むなど柔軟な対応が求められますが。しかしその可能性があるとしても、ひとまず現時点で決定した予算とそれに応じた患者数等の目標を、組織に浸透させる必要があります。

それでは、現場職員まで浸透させるために、病院長は何をしたらいいのでしょうか。

病院長が職員に伝えるべきはただ1つ。「我々は何を目指しているか」

まず、事務長や各診療部の幹部に予算・計画を伝えるだけでは不十分です。もちろん上意下達は組織の原則であり理想ですが、現実の指揮命令系統は軍隊のようには機能しません。となると、やはり院長講話などで全職員にメッセージを発する機会を継続的に持つことが大切になります。

一方で、院長自ら話しさえすれば、職員が理解してくれるわけではありません。昨今の世界事情を見ても明らかなように、メッセージ1つで、聴衆は鼓舞されることも、やる気を失うこともありえるのです。

大きな組織を1つの方向に導くために病院長が伝えるべきことは、ただ1つ。「我々は何を目指しているか」。しかも、できるだけ簡潔に示すことが大切です。

特に院長就任当初は意気揚々と理想に燃え、「あれもこれも実現したい」と考えがちです。しかしそのすべてを職員に伝えても、十分に理解され、実際に行動に移してくれることはまずありません。反対に、細かな情報が独り歩きしてしまい、最も重要なメッセージが伝わらないこともあります。伝え方次第では、かえって現場に混乱をきたすかもしれません。

「職員によって理解力はさまざまである」ということを前提に、語り掛ける内容を考えましょう。まるで赤ちゃんに問いかけるように、わかりやすくシンプルなメッセージにすることが望ましいです。さらに、その実現によりどんな未来が待ち受けているのか、紙芝居を読むかのごとくストーリーを語りましょう。

決して、自らの知的レベルを誇示するように高度な内容を話したり、難しい言葉を使ったりしないようにしてください。

一般企業では、従業員に目標を浸透させるために、「KPI（重要業績評価指標）」や「KGI（重要目標達成指標）」などを用いますが、私は病院でそのような専門用語を安易に使用することには否定的です。一部の企業のように、スタッフ皆が一定の経営リテラシーを有していれば機能するでしょう。しかし、病院で働く職員（委託業者等も含め）の多くはそうではありません。

そもそも「自分は医療専門職。経営は専門外」という意識が強い職員も多く、大半は経営用語に興味すら示さないでしょう。そんな言葉を使って目標を示したところで、職員の心には響きません。病院組織の末端まで浸透することはないと思います。

千葉大学病院での職員への予算・方針の伝え方

私が副病院長を勤める千葉大学医学部附属病院の２０２２年度病院収入予算の概要と、それに伴う方針の職員への伝え方をご紹介します。

我々は「空床確保等の補助金はない」という前提のもと、前年度を30億円以上回る、過去最大の400億円超の予算を策定しました。コロナ以前、２０１９年度の補助金等を除く病院収入が360億円程度だったことを踏まえると、かなり強気の予算設定です。

コロナ病棟を確保しながら、この病院収入を実現することは容易ではありませんが、収支均衡を図るためには必要な金額です。もちろん、支出の適正化もセットで取り組む所存です。

強気な予算を策定しただけに、達成のためには職員にも高い意識を持ってもらいたいところですが、経営幹部が「医業収益○億円を達成しよう！」と伝えても、残念ながら誰も興味を持たないでしょう。病院職員にとって収益は結果論でしかないことを我々、経営陣は忘れてはいけません。

一般企業なら「売上○億円達成！」が社員にとっても目標になるかもしれませんが、病院の場合は売上目標で組織を牽引することはできません。病院職員が目指しているのは良質な医療提供を行い、地域に貢献することに他ならないからです。

そのため、予算額そのものよりも、経営陣が目指す病院の姿を皆にわかりやすく伝えることが何よりも大切だと考えています。

2022年度予算策定に当たっての基本方針（我々は、必達業績指標と名付けています（※1））には

・新入院患者数
・新入院の約半数を占める手術件数
・コロナ禍で減少した外来新患者数

の増加を掲げました。

※1　どの職員でも理解しようと思えば、理解できそうな言葉を選びました。それでも、きっと「理解しよう」と思う職員は多くないのでしょうが……。

予算策定にあたっては、新入院患者数年間2万人、手術室における手術件数年間1万件などの具体的な目標数値ももちろん定めているのですが、病院全体の数値を示されても一般職員にはピンとこないでしょう。現場は、自らのこととして捉えなければ動きません。

各人に意識させるためには、基本方針を診療など部門単位での目標・取り組みに落とし込む必要があります。

以下が診療部への目標の伝え方の例です。

この必達業績指標の実現のためには、DPC／PDPSにおける診断群分類別の平均在院日数「入院期間Ⅱ」以内の退院患者割合を75％以上に維持する（※2）ことと、入退院支援のさらなる強化が必要だと考えています。

※2　現状は70％後半

また、予定入院患者で実施率が高い手術については、手術枠の効率的利用を促進し、治療終了後には早期の逆紹介を積極的に行います。そして、再診外来患者数を減らし、新たな紹介患者の受け入れを増やす仕組みの構築が必要です。

そのためには医師事務作業補助者の有効活用なども重要です。この取り組みは、働き方改革にもつながっていくはずです。

また、経営者が示す「目指す姿」に一貫性を持たせることも大切です。予算策定のたびにコロコロ変わっていては、職員の不信感が募ります。当院の基本方針も年度によって微妙なマイナーチェンジはあるものの、柱は常に一貫しており、毎年メッセージとして発信し続けています。

さて新年度。

病院経営者は組織を牽引していくために、まずは職員に対して「一貫性のあるわかりやすいメッセージを発すること」を肝に命じていただきたいと思います。

（M3 Career、病院経営事例集　２０２２年４月18日）

14 〝経営に興味がない医師たち〟に協力を仰ぐには

医師はなぜ経営に興味を持たないのか？

日頃、多くの病院長から「医師が経営に協力的でなく、興味すら持ってくれない」という嘆きを聞きます。「どうしたら組織を一枚岩にできるのか。秘訣を教えてほしい」と尋ねられることも少なくありません。

私は、「医師をはじめとする医療人が経営に興味を持たないのは当然」という考えを前提に、病院経営をしています。「組織が一枚岩になる」などは夢のまた夢であり、現実的には難しいでしょう。

では、なぜ医師をはじめとする医療職の多くは、経営に興味を持たないのでしょうか？

私は大きく分けて3つの理由があると感じています。

「命は崇高なもので、何にも代えがたい」と信じているから

まず1つ目は、命は崇高なものであり、何にも代えがたいものであると信じているからです。医師などの医療職は、患者の命と日々向き合い、困難な治療等を行っています。そんな中で「経営的には…」という議論をしようものなら、「自分たちはお金儲けのために医療をやっているのではない」と批判してきます。医療職にとって、経済性の優先順位は低いのです。

仮にあなたの愛する家族や友人が病に倒れたとして、病院から「この治療を実施すると当院が赤字になるからできない」と言われたらどう感じるでしょうか。そんな病院を信じることはできないでしょうし、すぐに転院させたくなるでしょう。

当然、働くスタッフも同じことを感じますから、そんなことをしていたら組織は成り立たなくなります。

経済性よりも「臨床成績」の追求を重視するから

2つ目は患者に科学的な医療を提供する、いわゆる〝科学の殿堂〟である病院では、臨床成績の追求

が重要視される傾向があるからです。

エビデンスに基づいた、あるいは新たなエビデンスを生み出そうとする医療者にとっての成績は経済性ではなく、医療の質です。

科学者としての姿勢を貫き通すことは医療者の信念であり、目の前にいる患者の治療に最善を尽くすことが重要です。だからこそ、稼働率を優先して在院日数を調整しようなどといった、姑息な手段で経済性を改善しようとしても、効果は出ません。

ただ、今後は医療の質において費用対効果という視点の重要性は増していきますから、経営者としてスタッフをどのように導いていくかは課題です。

組織への忠誠心が乏しく、組織の中長期的成長に興味がないから

3つ目は、組織に対する忠誠心が乏しく、その病院の中長期的な成長には興味を持たないからです。医師も病院で働く以上は組織人ですから、このような態度は望ましいとは言えないかもしれません。しかし、実際「この病院でずっと働くかはわからない」と思っている医師は少なくないでしょう。プロフェッショナルの働き方には、多様な選択肢があるからです。

誰しも、自らが働く組織は輝いていてほしいと願うものですし、その輝きを誇りにも感じます。た

だ、医師はそれ以上に、自らのプロフェッショナリズムを発揮できる環境を好むので、「病院のために経営改善をせよ」と命じたところで、前向きに行動してくれるかは疑問です。

医師が経営に興味を持てば、あらゆる取り組みはうまくいくのか？

そもそも、医師が経営に興味を持ってくれたら、病院運営はうまくいくのでしょうか。

確かに、皆が前向きに経営を考えてくれれば、様々なアイディアが生まれるでしょうし、現場発信の改善活動も期待できます。経営陣に対して協力的な文化が醸成されれば、あらゆる取り組みがうまくいくようにも感じられます。

ただ、現実はそう簡単でもありません。

一言に「経営」といっても様々な機能や側面があり、どこに焦点を当てるかによって捉え方は様々です。経営に関心がある医師たちが病院方針とは異なる考えを持ち、独自路線を追求する可能性もあります。

例えば、パスあるいは電子化に興味があり、熱心に進めようとする医師がいるとしましょう。それらの取り組みが重要であることは間違いありませんが、戦略との首尾一貫性がない趣味的に進められたプロジェクトが功を奏するとは限りません。目的と手段が転倒してしまう危険性すらあるのです。

医師たちに病院経営への協力を仰ぐには

では、経営に興味を持たない医師たちに協力を仰ぐにはどうすればよいでしょう。

まず、経営の現状を包み隠さず、誠実に伝える必要があります。

今はどの病院も厳しい環境に身を置いていますから、その状況を真摯に伝え、危機感を共有することが第一歩です。その上で、なぜ目標達成が必要なのかを繰り返し説明します。

目標達成が患者・スタッフにとってどのような便益があるのか、あるいは達成できなければどのような不利益があるのかをわかりやすく説明することが大事です。

目標は経営陣の私心によるものではなく、患者のため、職員のため、社会のためなのだということを伝えましょう。

私は、課題解決のための適切な目標を設定し、データを基に説明すれば、それを理解できない医療人はいないと信じています。だからこそ、目標は明確でなければなりませんし、方針はぶれることがあってはいけません。

目標を示す際には、客観的なデータを基に他と比較することも重要です。「Apple to Apple」と比喩（表現）されるように、同一条件で納得感のある比較対象を探しましょう。自らの立ち位置が客観的に示され、目標が適切だと理解したら、医療人は前に向かって動き出すことができます。

病院経営のために動くわけではないのだとしても、自らの成長やプライドにつながる重要事項と位置付けてくれれば、結果はついてくるものです。

インセンティブやペナルティで組織を牽引するという選択肢もあります。

特に「目標を達成したら、新たな医療機器を購入できる」などは医師にとって魅力的でしょう。

ただ、インセンティブには反作用があることも忘れないでください。「ニンジンをぶら下げないと、誰も頑張らない」とはよく言われることですが、やりすぎは〝ニンジンがないと動かない組織〟を作りあげることにもつながりかねません。

何よりも、インセンティブがないと行動しない文化をつくることは、医療人としての倫理観が中長期的に歪められてしまう可能性があります。適切な目標設定が行われていれば、それ自体がインセンティブになることでしょう。

ペナルティを課すという選択もありますが、萎縮した文化が醸成されてしまう危険性があります。やり方次第ですが、場合によっては、優秀なスタッフから病院を離れていくかもしれません。

インセンティブやペナルティが必ずしも悪いわけではないのですが、バランスを忘れないようにしたいものです。

冒頭に説明したように、組織が一枚岩になることは現実的には難しいです。

しかし病院長は、それを理解しつつも、「これだけは譲れない」という方針を明確に打ち出し、その重要性をぶれずに説き続けなければなりません。

経営に興味を持たない医師たちの心を動かすために何より大切なのは、組織を1つの方向に導こうとする病院長の熱意なのです。

（M3 Career、病院経営事例集　2022年9月17日）

15　病院経営者が欲しがる「集患できる医師」とは？

医師を増やせば、競争優位性は構築できるのか？

病院経営において、「医師1人を採用すれば、医業収益が○千万円増加する」「だからこそ医師確保は大切だ」という言葉をよく耳にすることでしょう。

もちろん、それは否定しません。医師数が増えれば、患者数が増える傾向にあることは明らかだからです。

図表1は「人口当たりの循環器学会専門医数」と「人口当たりの循環器系疾患の退院患者数」を都道府県別にプロットしたものです。有意に正の相関をしています（東京のように散布図の外れ値に該当する地域もあります）。

（図表１）　循環器専門医数と循環器系疾患退院患者数

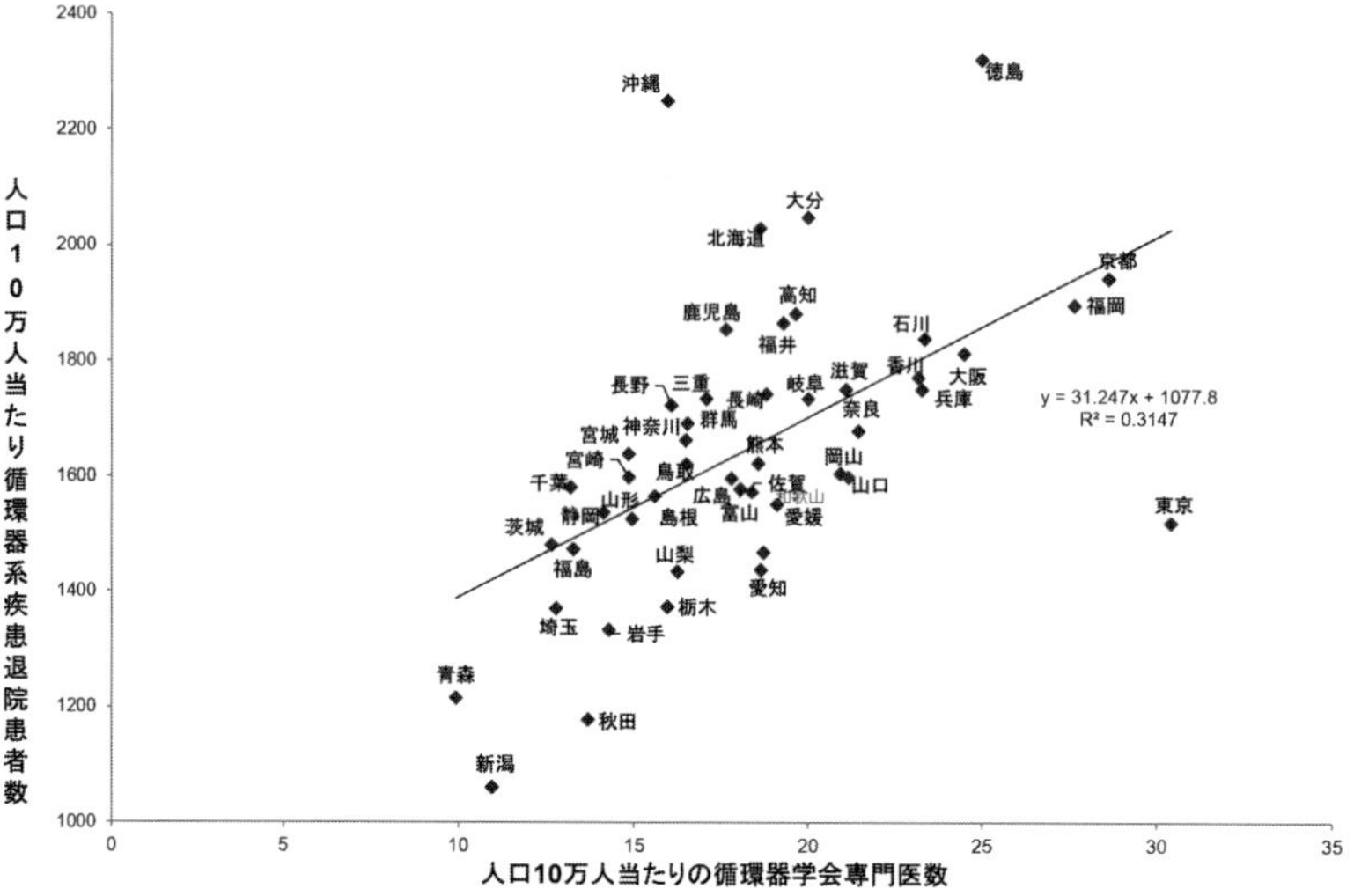

（※）出所：日本循環器学会、DPC評価分科会データを基に作成

開業しているなど、直接は入院医療に携わらない循環器専門医もいるでしょう。そこで、横軸を「循環器学会研修施設数及び心臓血管外科学会基幹・関連施設数」にすると、患者数との相関はより強くなります（**図表2**）。

このことを深掘りする研究を、私たちは「虚血性心疾患におけるPCI（経皮的冠動脈形成術等）」及び「不整脈におけるカテーテルアブレーション（カテーテル先端から高周波電流を流して焼く治療）」で行っています。これらの手術実績には地域差があり、その差には専門医数などの医療提供体制が深く関わっているという結果でした（※1）（※2）。

※1　Takahiro Inoue, Hiroyo Kuwabara, Kiyohide Fushimi, Regional Variation in the Use of Percutaneous Coronary Intervention in Japan, Circ J. 2017.

（図表2） 循環器研修施設、心臓血管外科基幹・関連施設数と循環器系退院患者数

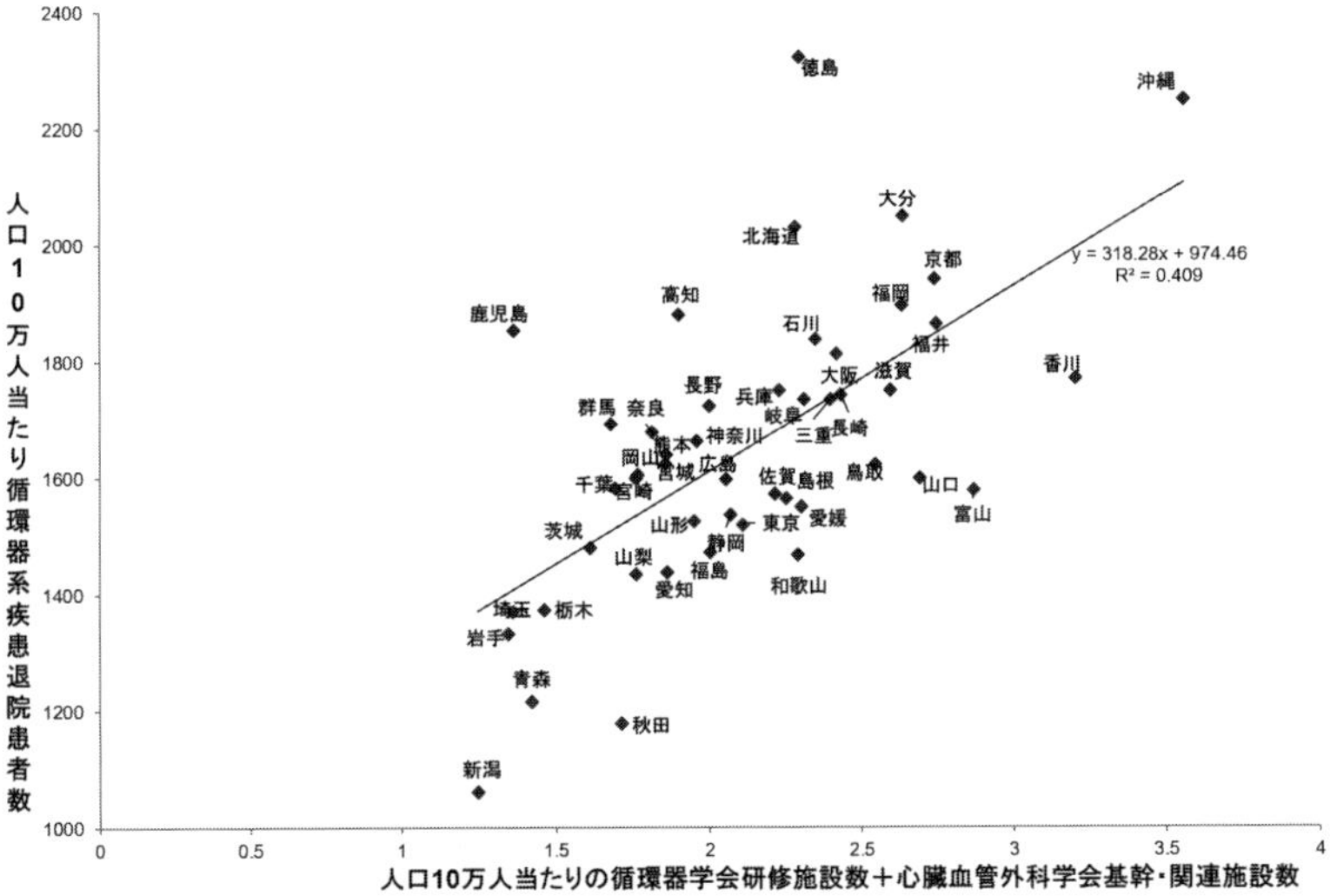

（※）出所：日本循環器学会、心臓血管外科専門医認定機構、DPC評価分科会データを基に作成

※2 Takahiro Inoue, Hiroyo Kuwabara, Regional variation in the use of catheter ablation for patients with arrhythmia in Japan, Journal of Arrhythmia, 2020.

特に予定入院が全国の8割を占める狭心症のPCIでは著しい地域差があります（**図表3**）。一方で、人口当たりの急性心筋梗塞、つまり救急患者のPCI件数では大きな地域差はありませんでした。救急患者を生み出すことはできないけれど、予定手術では実施率が異なっているわけです。

実施率が高い地域は専門医が潤沢なので、予定症例にも手が回るでしょうし、場合によっては過剰適応なのかもしれません。一方で、実施率が低い地域では救急患者への対応で手一杯で、予定手術への対応が遅れている可能性が高

（図表３）　2018年度人口10万人当たり狭心症・急性心筋梗塞 PCI 件数

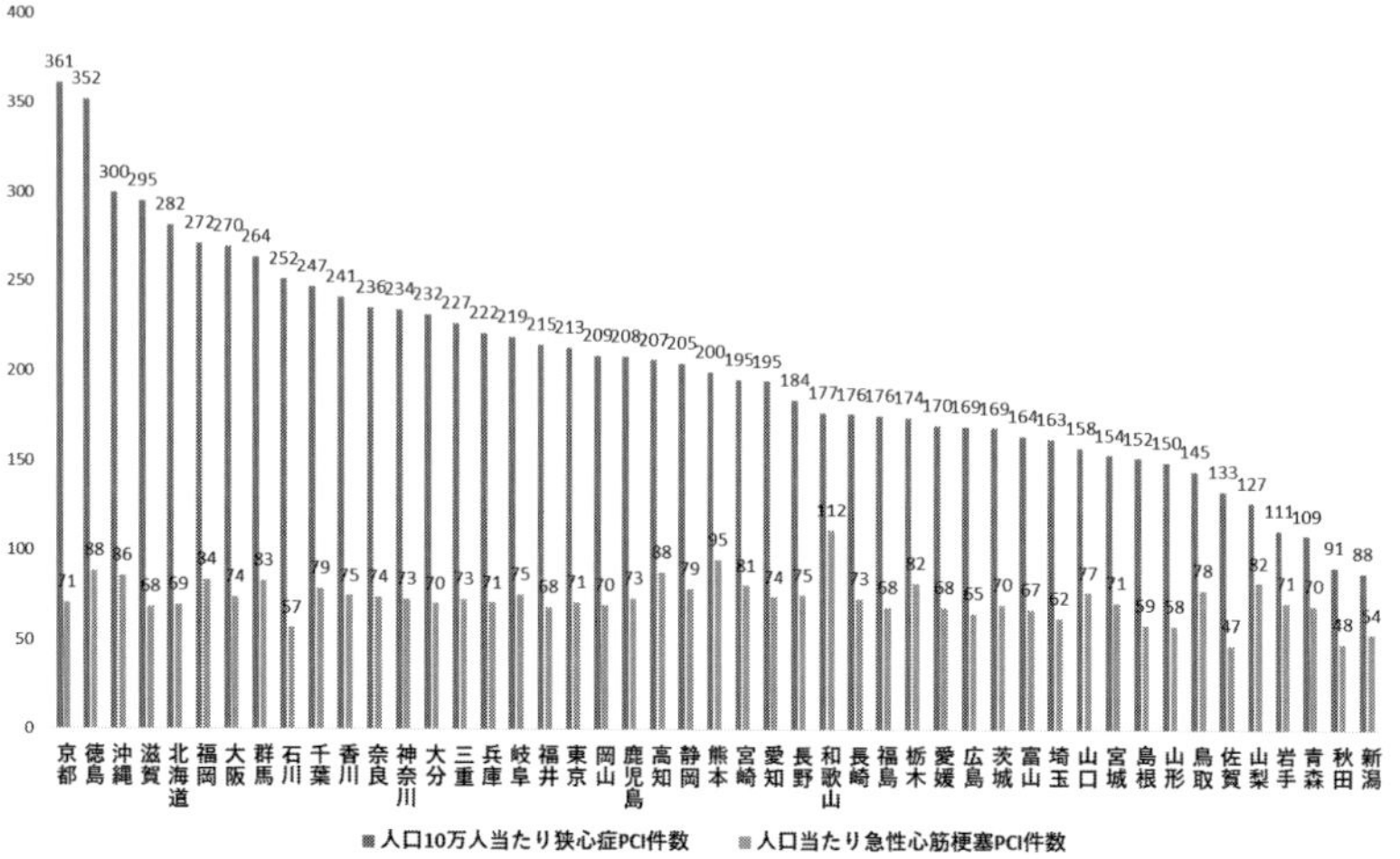

いことになります。

だとすれば、低実施率エリアの医療機関が「やる気のある医師」を確保できれば、症例数増につながるでしょう（もちろん、検査体制やカテーテル室の効率的な運用が不可欠ですし、看護師・放射線技師などの体制整備も重要です）。

しかし、医師を増やすだけで、競争優位性が構築できるとは限りません。

先程の事例でも、医師を比較的集めやすい都市部などでは、すでに手術の実施率が高いと考えられます。医療提供が飽和状態であれば、医師を増やしても手術件数を大幅に増やすことは難しいでしょう。また、１人で複数人分の働きをしてくれる医師がいる一方で、病院への貢献が極めて限定的な医師がいるのも事実です。

病院経営者としては組織や経営に貢献してくれる医師が欲しいですが、プロフェッショナルに経営視点を求めることは容易ではありません。優秀な医師ほど、「やりたいことができる環境、自らが輝ける場所を探したい」と思うからです。

「医師による挨拶回り」の集患効果

それでは、患者を集めてくれる医師とはどんな医師なのでしょうか。

医療連携推進のために、地域の医療機関への挨拶回りに同行してくれる医師を思い浮かべる方もいるかもしれません。

急性期病床を持つ多くの病院は、コロナ前から新入院患者の獲得に苦戦しているはずです。コロナ流行以降は、一層深刻な状況だと思います。紹介患者を増やす対策として、医師に「医療連携」と称した挨拶回りのノルマを課す病院も多いようです（コロナ禍の今は、対面での訪問は控えているかもしれませんが）。

確かに「顔の見える連携」は重要です。紹介元の医療機関も、知らない医師より同門の医師、気心の知れた医師に紹介状を書きたいでしょう。安心感がありますし、逆紹介をしてもらえればかかりつけ患者を失うことがありません。

しかし挨拶回りはどの病院も行っていること。効果は限定的です。また、初めて会う医師から急に「私に患者を紹介してください」と言われても、困惑されたり、内心「こんなに忙しいときに来られても……」と疎まれたりと、かえってネガティブな印象につながる可能性があります。

そもそもビジネス・パーソンとしての教育を受けていない医師が、訪問先で適切な対応をできるとも限りません。もしも「ノルマを課せられているから、連携室に付き合って仕方なく訪問した」という態度が出てしまったら逆効果になります。

このように、医師の訪問同行によって大きな集患効果が得られるかは疑問です。

プライドの高い医師を無理に同行させるより、医療機関に対する営業のプロであるＭＲ経験者などに地域の病院を定期訪問してもらい、自院の実績をアピールしてもらった方がいい結果を生むかもしれません。

ただ、医師ではなくＭＲが訪問すると、先方の不満の声を拾い上げてくることが多くなります。その不満を病院全体で解決する姿勢が必要です（※３）。

※３　「買い手市場の今こそＭＲの有効活用を」、検証　コロナ禍の病院経営—after COVIDに向けて持続可能経営への舵取り、ロギガ書房、井上貴裕著、２０２１年

また、「営業をしないことが、究極の営業だ」とも言われます。

売り込みをされればされるほど、嫌悪感を抱く方は一定数います。地域連携においても、訪問を強化するより、むしろプル型マーケティングのように相手を惹きつける施策が有効です。そのために、診療

実績などの広報は常に行っていくべきでしょう。

多くの競争相手がいる中で優位性を構築することは容易ではありません。病院全体で「紹介された患者に丁寧に対応し、きちんと逆紹介する」という基本をしっかり押さえることも大切です。

患者・紹介元双方から信頼される〝スター医師〟

では、本当に集患に貢献するのはどんな医師なのか。

1つ挙げられるのは、他の医療機関から「あの人に紹介したい」と思われるような〝スター医師〟です。ここで言うスター医師とは、患者からも紹介元からも信頼される人間味あふれる方を意味しています。技術だけでは患者は紹介されません。大事なのは患者、そして紹介元のことを考えられる人格を備えていることです。


スター医師は、一朝一夕には誕生しません。中長期の視点で医師に時間・お金・愛情を注ぎ、地域や社会から信頼される医師を育成していく必要があります。広報力に磨きをかけ、しっかりＰＲしていくことも大切です。

一方で、スター医師が無事育ったとしても、「これで病院運営は安泰」とは言えません。その医師が

「自分が患者を集めている」と自負するあまり、自院のスタッフへの態度や発言におごりが見えるようになり、組織に亀裂を生じさせるケースは珍しくないからです。

スター医師を取るか、組織を取るかは病院経営者の判断に委ねられます。

私は、集患にどれほど貢献していても組織運営に悪影響を及ぼす医師であれば、病院長は「辞めてもらって結構だ」という姿勢を貫くべきだと考えています。もちろん、解雇することはできませんが、医師から「○○ならば、辞めてやる」と言われた際にどのように対応するか覚悟を決めておくべきでしょう。

病院に利益を生む医師を手放す決断は簡単ではありませんが、その意思決定ができないと、組織の健全性は刻一刻と失われていくのです。

また、周囲のスタッフと良好な関係を築けるすばらしいスター医師が育ったとしても、やがて巣立っていくかもしれません。職業選択の自由があるのですから拒否することはできませんし、それが健全な姿でしょう。

「有能な外科医が辞めても病院は変わらない。ただ、横串を刺す診療科（麻酔科や放射線科）は大切にしろ」と、尊敬する病院長から教えられたことがあります。

一定の医師が在籍する総合病院の場合、ある有能な外科医が抜けても、その穴はほかの診療科が埋めてくれることが多いでしょう。しかし、麻酔科などが機能しなくなれば病院全体のパフォーマンスは著しく低下してしまいます。

スター医師の存在はたしかに大きいのですが、「とにかくスター医師が残ってくれればいい」という考えでは、病院運営はままなりません。

これまで関わってきた様々な医療機関で、何度も「あの先生がいなくなったら、うちは大変なことになる」という声を聞いてきました。しかし、実際にその医師が去っても、ほとんどの医療機関は一時的に影響を受けたのみで、その後の病院運営は問題なく続いています。日頃から個人の力だけでなく、総合力も重視してきたからでしょう。

病院経営者には、スター医師を育成するという視点は大切にしつつ、医師個人に依存しない体制を目指すことが求められています。

（M3 Career、病院経営事例集　2022年10月21日）

16 「患者数を増やせれば、病院経営はうまくいく」は幻想である

コロナ補助金はそろそろ打ち切り?自助努力で経営を成り立たせるには

日本で新型コロナウイルス感染症が流行してから、もうすぐ3年が経とうとしています。「患者数がコロナ前の水準に回復しない」と悩んでいる病院は多いのではないでしょうか。

特にコロナ以前から人口が減少していた地方の病院では、高齢者の受診抑制が影響しているのか、まるで時代が10年進んでしまったと感じられるほどに患者が減っているようです。

一方で、コロナ禍の医療機関の経営を支えてきた緊急包括支援事業の病床確保料は、そろそろ打ち切りという雰囲気が出てきました。これからは、自助努力で経営を成り立たせなければなりません。

「そのためには、患者数を確保しなければ」と考える経営者は多いでしょう。特にベッドを持つ病院

は、入院収益のウェイトが高いため、「病床稼働率向上」という目標が設定されると予想されます。

また、「まずは外来患者数を元の水準に戻そう」と考える方もいらっしゃるかもしれません。外来患者1人1日当たりの診療収益は、病院によって1万円～4万円程度とバラつきはありますが、「1万円でも入ってくるなら、外来を頑張った方がいい」「次の入院につながる可能性もあるのだから、外来に注力しよう」という方針が打ち出されることも理解できます。

患者を確保できなければ病院は廃れていきますから、増患を目指すことは決して間違っていません。

しかし、より有効なアプローチがあるのではないかと考えています。

それは、
・入院では、平均在院日数の短縮（適正化）を図ること
・外来では、かかりつけの先生方への逆紹介を積極的に推進すること
です。

重視すべきは「患者数」よりも「単価」

このことを病院経営者にお伝えすると、しばしば「平均在院日数を短縮すると、病床稼働率が下がるのではないか」「病床稼働率と平均在院日数のバランスはどう取るのか」と質問されます。

確かに患者が1日早く退院するとその分病床は空き、入院料等の収益が減少するのは事実です（新入院が増加しない前提を置いた場合ですが）。もちろん、すぐに新入院患者が獲得できる保証もありません。特に現在のような厳しい状況では、次の入院患者の目途が立たない病院も多いことでしょう。

しかし、平均在院日数を短縮できれば、入院単価は上がります。私はこの単価こそ重視するべきだと感じています。

一般企業の経営だとしたら、この考えの方が自然だと思うのです。患者を増やすことは、企業でいうとサービス・商品の需要を増やすこと。しかし、もしそのサービス・商品の供給量が一定であるとしたらどうでしょう。単価を上げるという選択肢が現実味を帯びてくるはずです。

企業の人気サービス・商品なら、価格を上げることでさらにブランド価値が高まる可能性すらあります。病院と違う点は、手厚い人員配置等でサービスの質が高まれば、供給量を増やすことができるかもしれないこと。しかも、その分の人件費増は商品・製品の価格に転嫁できます。

一方病院は、「患者7人に対して看護師1人」などといった人員配置が定められている上に、夜勤看護師数や夜勤時間制限などのルールにより、加算・減算される仕組みになっています。そのため、供給量を増やすことは容易ではありません。

そもそも病院は企業に比べて、サービスの需要を高めることが難しいという前提もあります。

企業の場合は、商品特性にもよりますが世界に販路を築くことができるかもしれません。シェアが広がれば規模の経済性が享受でき、高い利益率につながります。

しかし病院はどうでしょう。遠方から患者が来るケースが多少あるとはいえ、基本は地域の産業という特性が強く、しかも規模が限られています。

さらに病院のほとんどの収益は保険診療によるものですから、価格決定権はほぼありません。「外来患者を増やせば、やがて入院につながるだろう」という淡い期待を抱くよりも、現在の診療報酬のルールの中で、限られた医療資源を有効活用しましょう。地域との役割分担を前提に、自院がどの領域に注力するべきか考え、実行するのです。

"10億円の赤字"だった千葉大病院を、黒字経営に転換させた方法

私は2015年(平成27年)4月に千葉大学病院に移りましたが、当初予算として年間10億円の赤字予算を作ったと聞いて驚きました。その時点で千葉大学全体の現金はおよそ40億円しかなかったからです。

当時の事務部長から「前年度並みだと10億円になる」と説明を受けながら、何とかしなければと考えました。

私が着任する前は、目標に病床稼働率と外来患者数を掲げていたと聞いています。

その成果か病床稼働率は国立大学病院で最も高かったのですが、それにもかかわらず赤字に陥っていたのです。

図表1は千葉大学病院の収支状況です。

私が着任した2015年（平成27年）以降の収支を振り返ってみると、2019年度（令和元年度）までは比較的順調。2020年度（令和2年度）はコロナ禍でもうダメだと諦めかけていたところ、病床確保料に救われました。**図表1**は病床確保料も含めた数字ですが、仮にそれがなければ、当院の収支は地の底に落ちていました。

ただ、この特殊な状況を除いても、以前よりも良くなったことは事実です。

さて、黒字転換のために何をしたか。

それは病床稼働率にこだわらず、病床回転率の向上を重視する方針に大きく転換したことです。最優先の目標として、DPC／PDPSにおける入院期間Ⅱ以内の退院患者割合70％以上を掲げました（※）（**図表2**）。

※　現在は基準を75％に引き上げています。

そして、空いた病床に新入院患者を受け入れることが重要だという方針のもと、新入院患者の増加を図ったのです。

（図表１）　千葉大学医学部附属病院収支状況の推移（単位：億円）

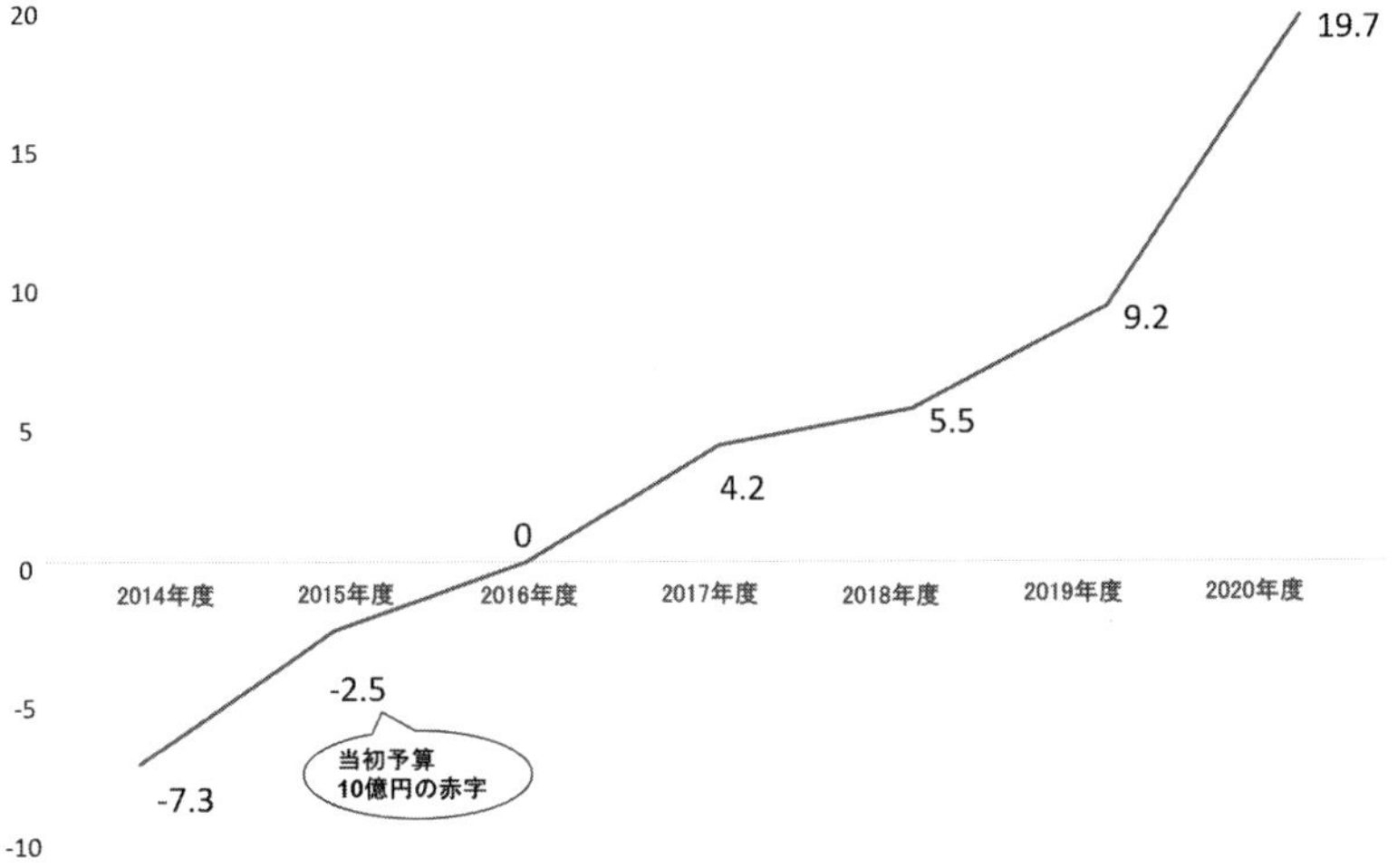

（図表２）　千葉大学病院入院期間Ⅱ以内の退院患者者割合

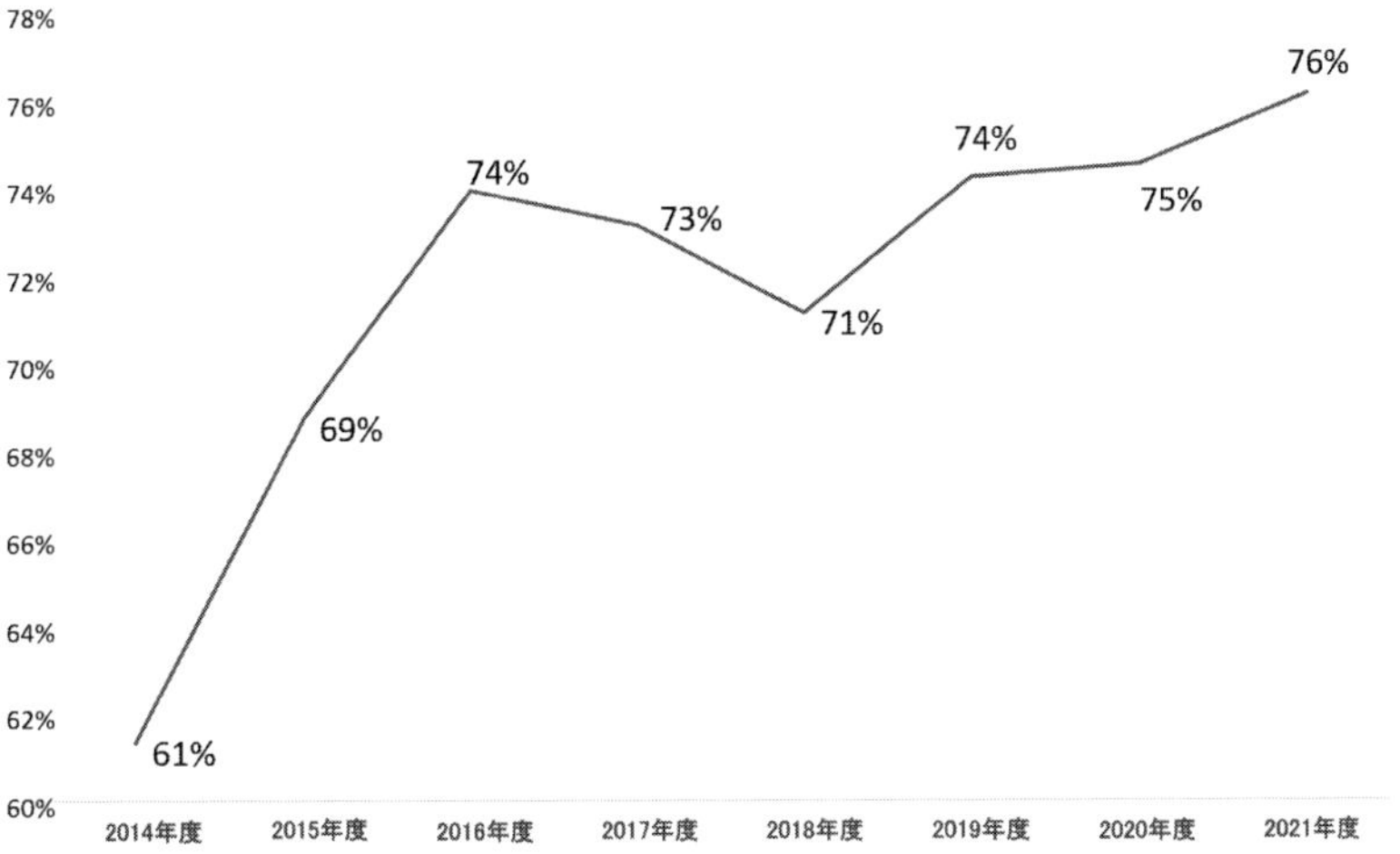

（図表３）　千葉大学医学部附属病院　紹介率・逆紹介率の推移

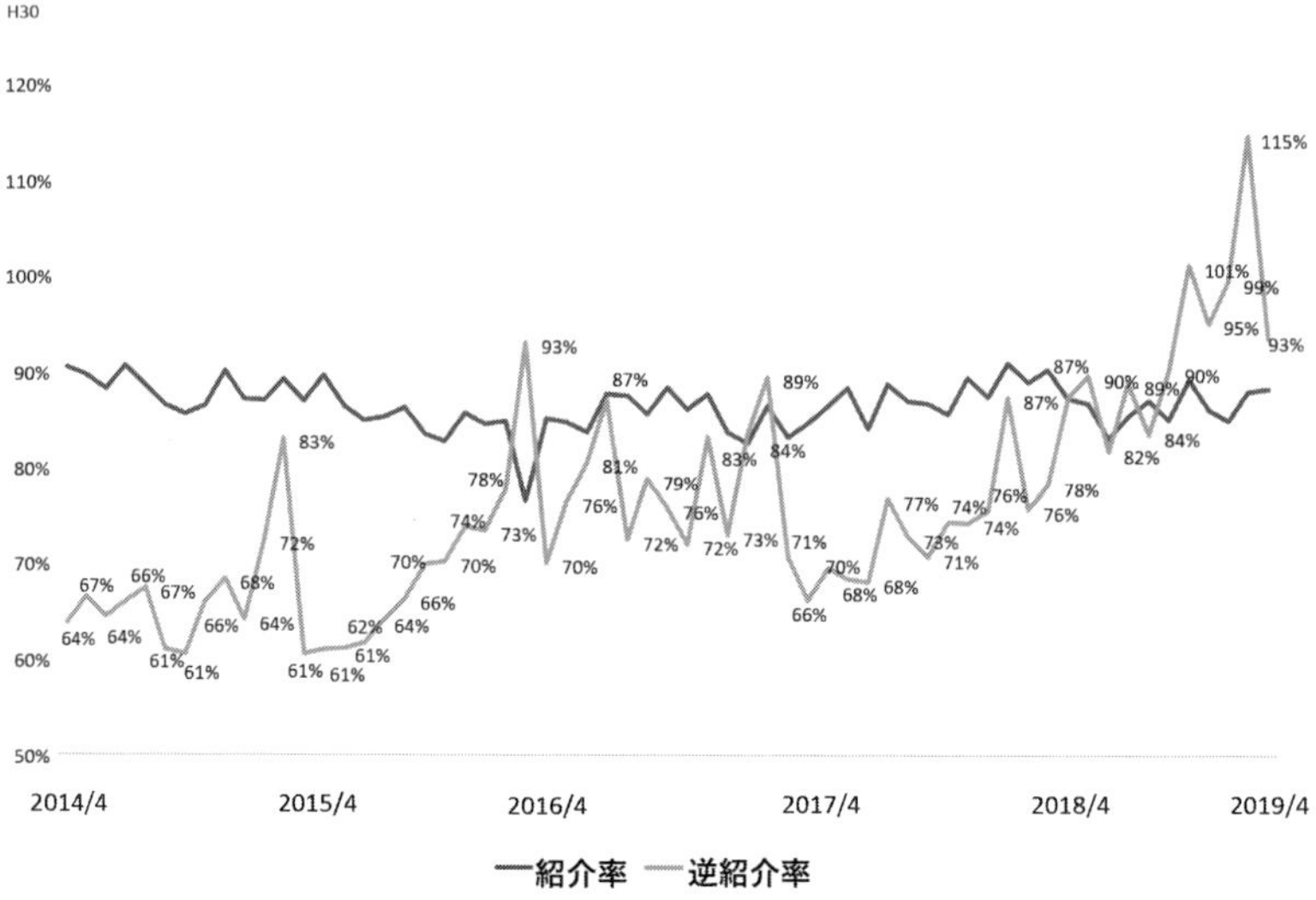

もう1つの目標は、逆紹介率100％以上の達成です。これについては、紆余曲折ありましたが、今では安定的にクリアできるようになりました（**図表3**）。

逆紹介率の分母は初診患者数ですから、「初診患者が100人いたら、地域に100人患者を戻そう」ということになります。逆紹介をしない病院に患者を紹介してくれるわけがありません。その方針を貫徹したことで、今では院内に浸透しました。

ちなみに、他の病院での逆紹介率はどのような状態かご存知でしょうか。

実は残念なことに、特定機能病院で逆紹介率が100％を超える病院はそれほど多くはないのです（**図表4・5**）。

今後当院では、逆紹介割合を高めていきたいと考えています。そのためには、再診患者をいかに逆紹介していくかが重要です。

（図表４） 2020年度 特定機能病院 紹介率・逆紹介率

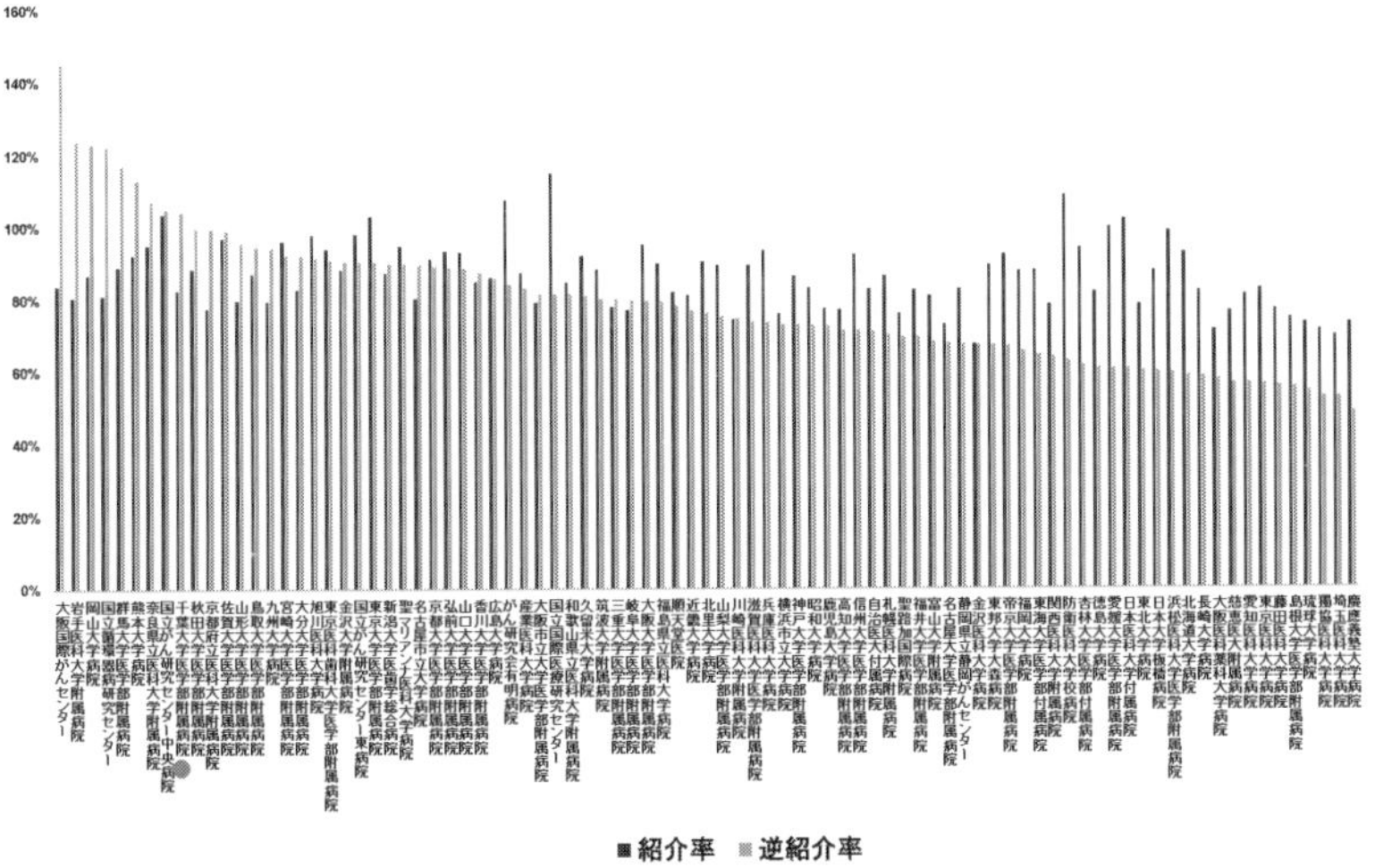

（※）2021年度　特定機能病院　業務報告を基に作成

（図表５） 2020年度 特定機能病院　逆紹介率トップ　30病院

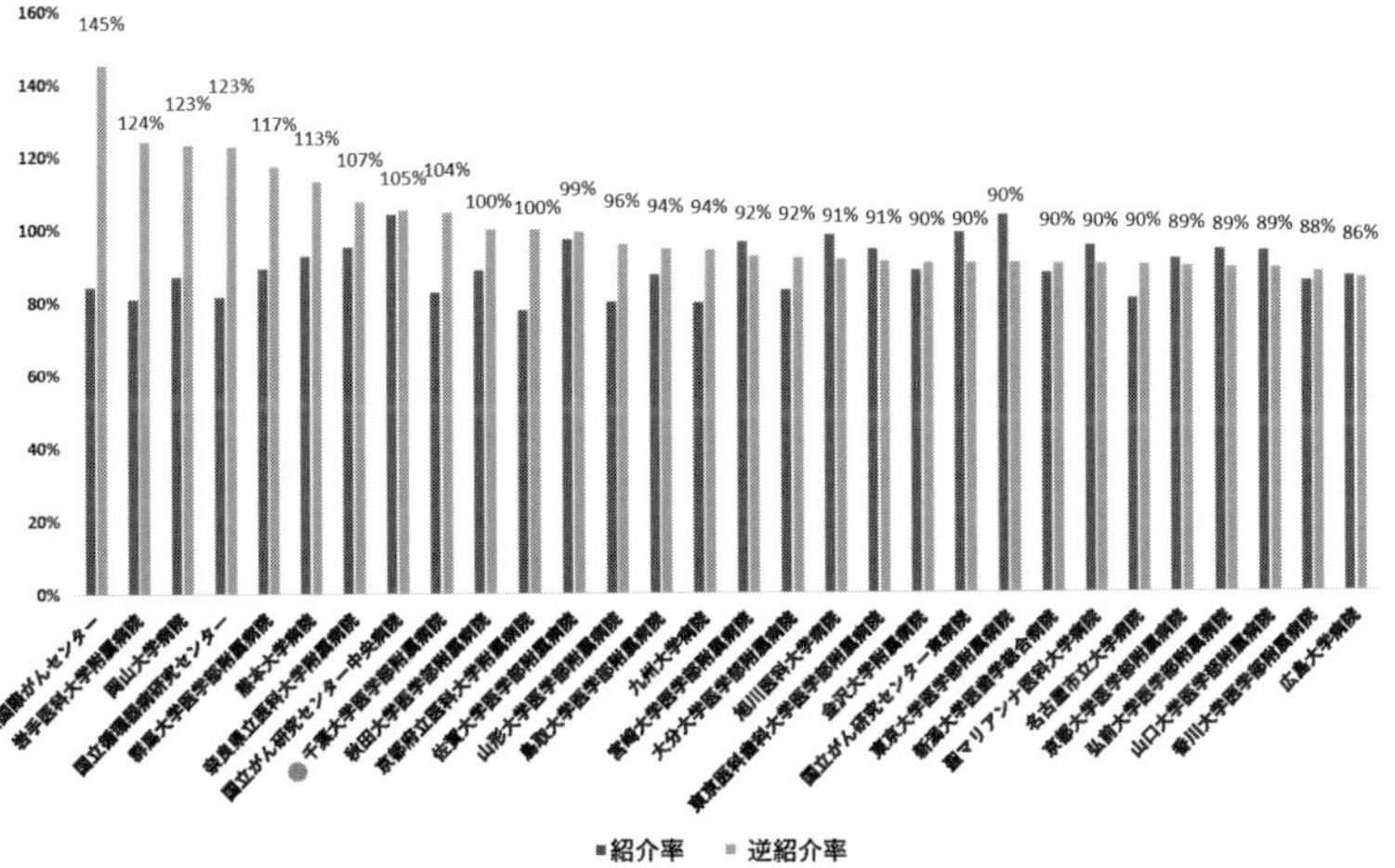

（※）2021年度　特定機能病院　業務報告を基に作成

自身の想いや信念に基づいた経営方針を示そう

「病床稼働率にこだわらず、病床の回転率を高めることを重要視する」。

私がぶれずにこの方針を採用しているのは理由があります。病床稼働率を目標にすると、現場が「治療終了後も患者を帰さない」という行動をとるかもしれないからです。

それは患者にとって不利益ですし、職員からそのような噂がＳＮＳなどで流布することは危険だと考えています。治療終了後は速やかに転院、あるいはご自宅に帰し、次に治療を必要とする患者を受け入れることが大切です。

病床を空けても入院待機患者がおらず、救急受け入れも叶わないかもしれません。そのときは、病床機能の再編やダウンサイズなどを検討するべきです。不要な病床を持つ必要はありません。

また、外来患者数を目標に掲げることもしていませんが、初診患者は大切だと考え、目標値を科別に設定しています。単に、外来患者数を目標にすると低単価の処方箋を出すだけの患者を逆紹介しなくなる恐れがあるためです。現場に「逆紹介をするから次の紹介が来る」という考えを浸透させるために、トップダウンで方針を示しています。

病院の地域や機能によりますが、私は基本的にこの方針で病院経営に臨みたいと考えています。それは、儲けるためではありません。もちろん結果として高単価の実現にはつながりますし、効率的でもあると信じていますが、やり方によっては大幅な減収になるリスクもはらみます。それでもこの方針を貫くのは、私自身の「そのような病院をつくりたい」という想いや価値観によるものが大きいのです。

とはいえ私も、病院によっては稼働率や外来患者数が大切だと考えるかもしれません。地域や病院特性によって様々な選択肢があると思いますし、それらのアプローチにより成功しているケースも多数あります。

大切なのは、ブレない方針を示すことです。

現場に、わかりやすく明確なメッセージを出しましょう。そしてそれは、経営者の想いや信念に基づいたものであることが何よりも大切です。

多くの職員の納得感を醸成できない限り、組織を1つの方向に導くことはできません。

自らが信じる道を自らの言葉で語ることが、経営者には求められているのです。

（M3 Career、病院経営事例集　2022年11月11日）

17　紹介患者をどのように確保するか？

コロナ流行から3年…未だ回復しない患者数

新型コロナウイルス感染症流行からもう3年が経とうとしていますが、患者数は未だ流行前の水準に戻っていません。医療機関が診療を制限していることに加え、患者側も受診抑制をしているためでしょう。

図表1は、全国の一般病床の平均在院日数と人口10万人当たりの新入院患者数の状況を示したものです。令和2年度以降、新入院患者数が減少していることがわかります。

また、平均在院日数は一貫して短縮傾向ですが、令和2年度はコロナ禍で長くなっています。これは、全国の病院で不急の入院が制限された結果、眼科や耳鼻科などの短期症例が少なくなったこと、そして何より新入院患者数の減少が影響しています。

（図表１）　全国一般病床　平均在院日数と新入院患者数

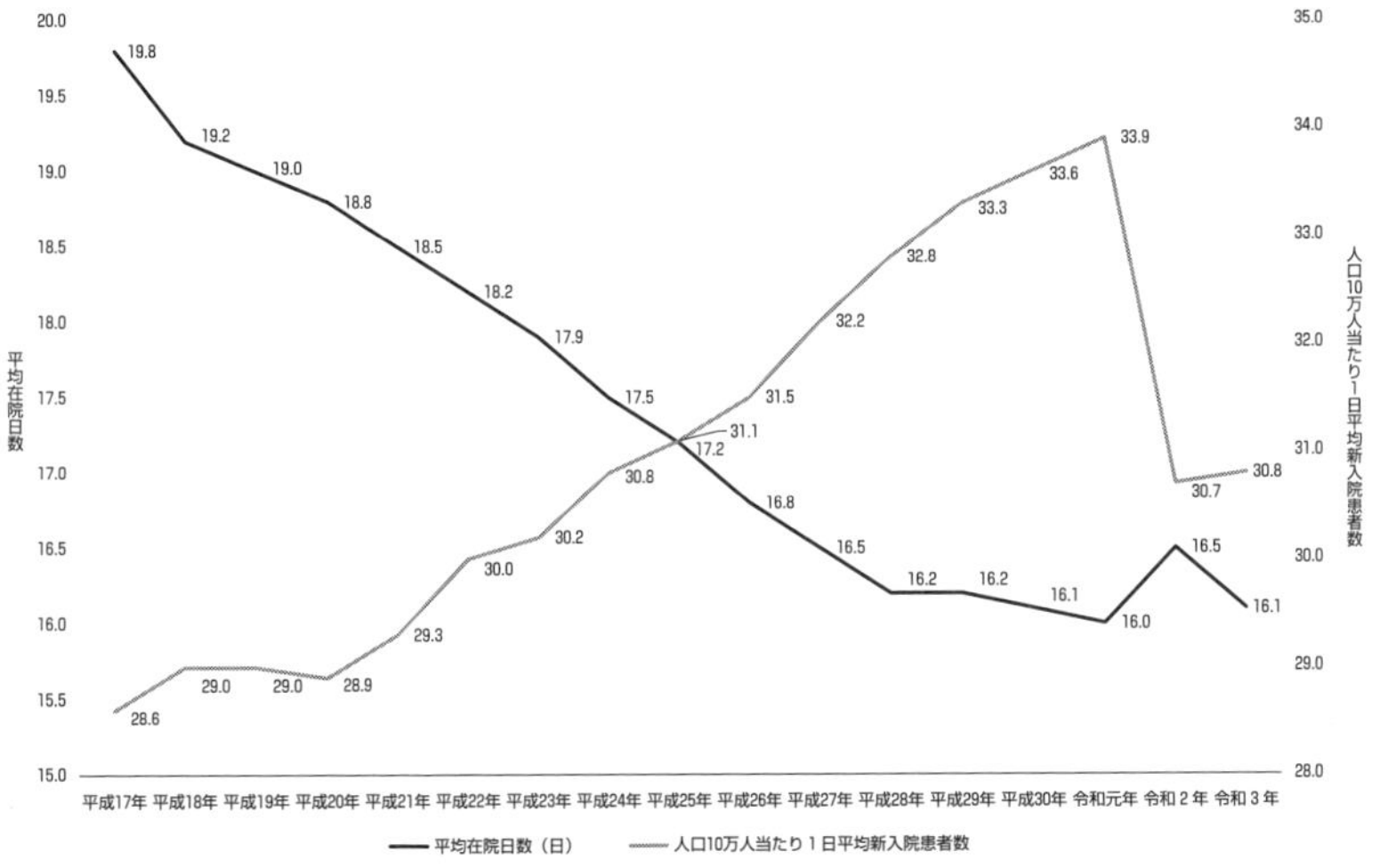

入院患者数について都道府県別に見たものが**図表2**です。どの地域でも入院患者数は減少しており、令和3年度は若干回復したものの以前の水準には至っていません。

外来患者も同様で、今後もこの傾向が続くのかもしれません（**図表3**）。

このような状況が続くと、病床利用率を維持・向上させるために治療終了後の患者について意図的に在院日数を延ばすような病院が出てくるかもしれませんが、抜本的な対策にはなりません。

また、外来患者についても再診患者の逆紹介をせずに抱え込めば、患者数は増加しますが、低単価の患者が多くを占めることになります。一生懸命に働いた割には収入が伸び悩みますし、新規の入院患者の獲得にもつながらないでしょう。さらに、医師にとって外来は当直の次に負担が重い仕事と言われていますから、働き方改革にも反することになります。

（図表２）　一般病床　人口10万人当たり１日平均在院患者数

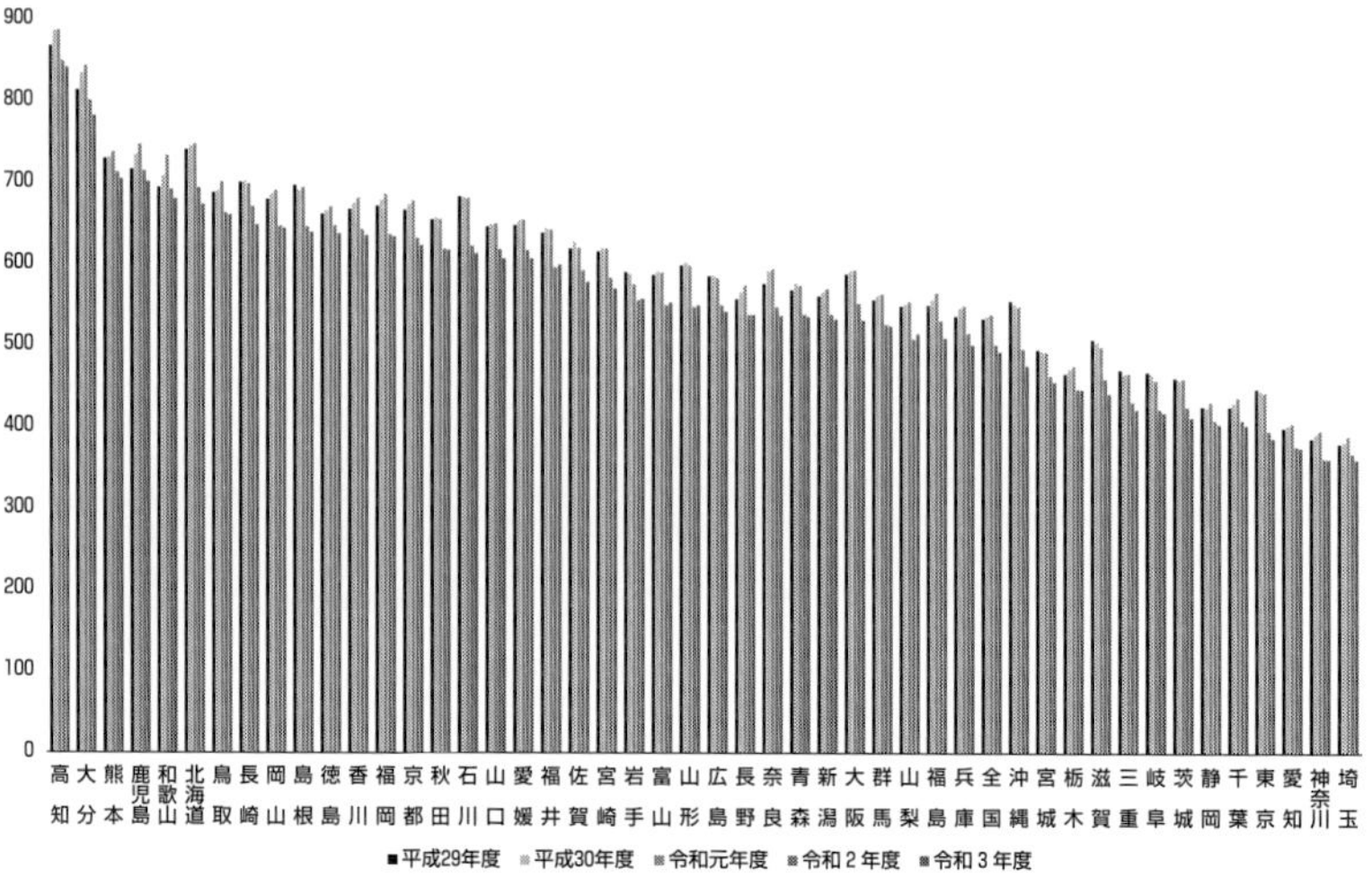

（図表３）　人口10万人当たり１日平均外来患者数

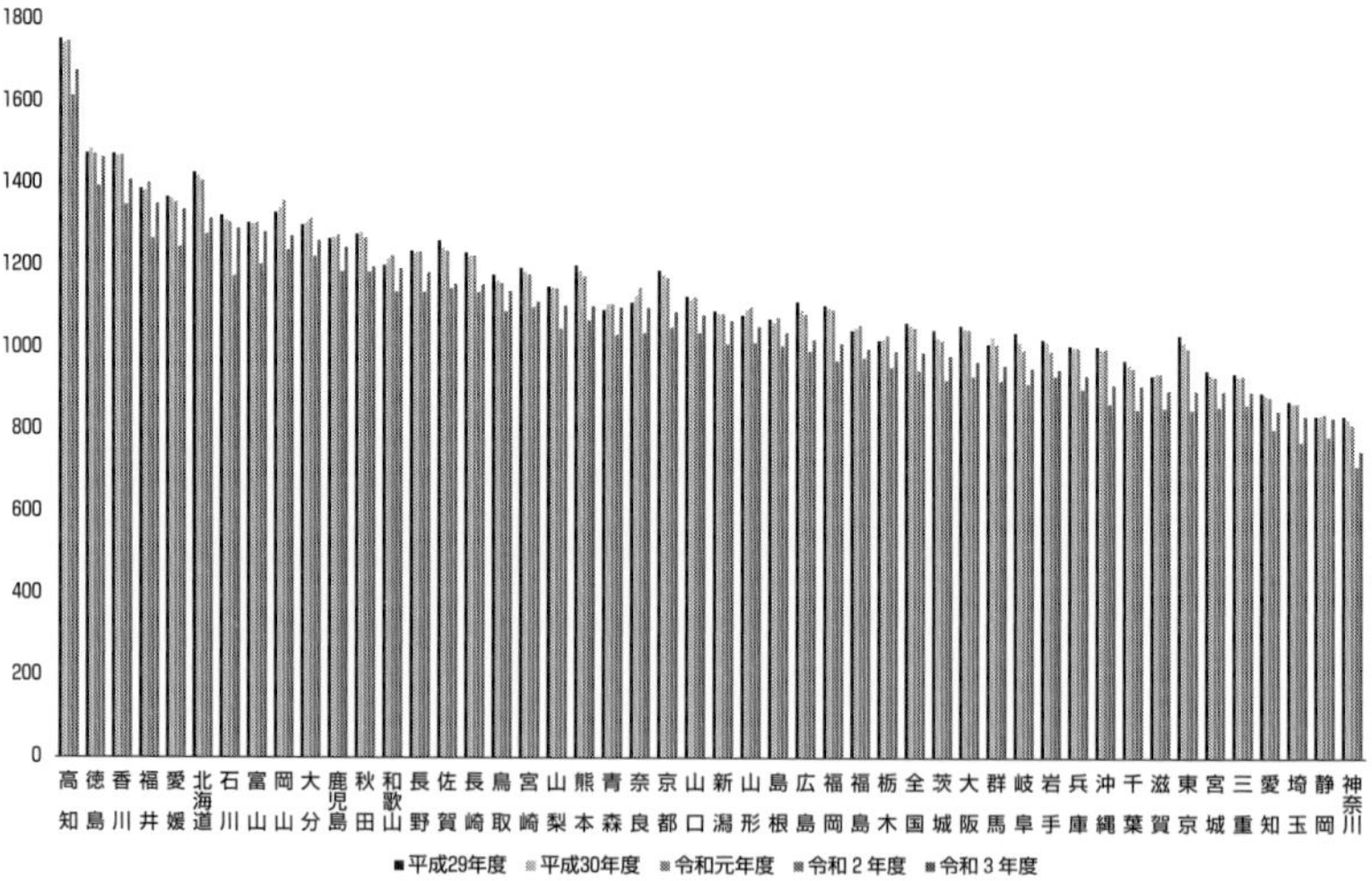

何よりも逆紹介をしなければ、次の紹介患者が来なくなり、病院はジリ貧になっていく危険性すらあるのです。

患者数を中長期に増加させる鍵は「逆紹介の推進」

では、この難局をどう乗り越えたらよいのでしょうか？

コロナ禍だからといって病院経営の本質は何ら変わりなく、あるべき姿の追求が求められていると私は考えています。いや、コロナ禍だからこそ、襟を正して、自らの方針を貫くべきでしょう。

コロナ医療と通常診療の両立は極めて難しいことではありますが、その同時達成のために、自院が診るべき患者に医療資源を集中すべきだと思います。

新入院患者を獲得するためには、救急医療に注力することが重要であり、短期的にも成果がでやすいのです。救急医療は地域医療を支えるためにも大切であり、誰しもその必要性を感じているでしょう。

ただ、中長期の成長を遂げるためにはさらなる逆紹介を行うことが必要です。紹介された患者を元に戻さなければ地域からの信頼は醸成されません。きちんと治療をして、その患者の状態が落ち着いたら、紹介元に戻すことが病院の役割です。

図表4は、全国671の地域医療支援病院のうち（医療施設動態調査　令和4年7月末）、紹介患者数

（図表４）　令和２年度　地域医療支援病院　一般病床100床当たり紹介患者数（トップ30病院）

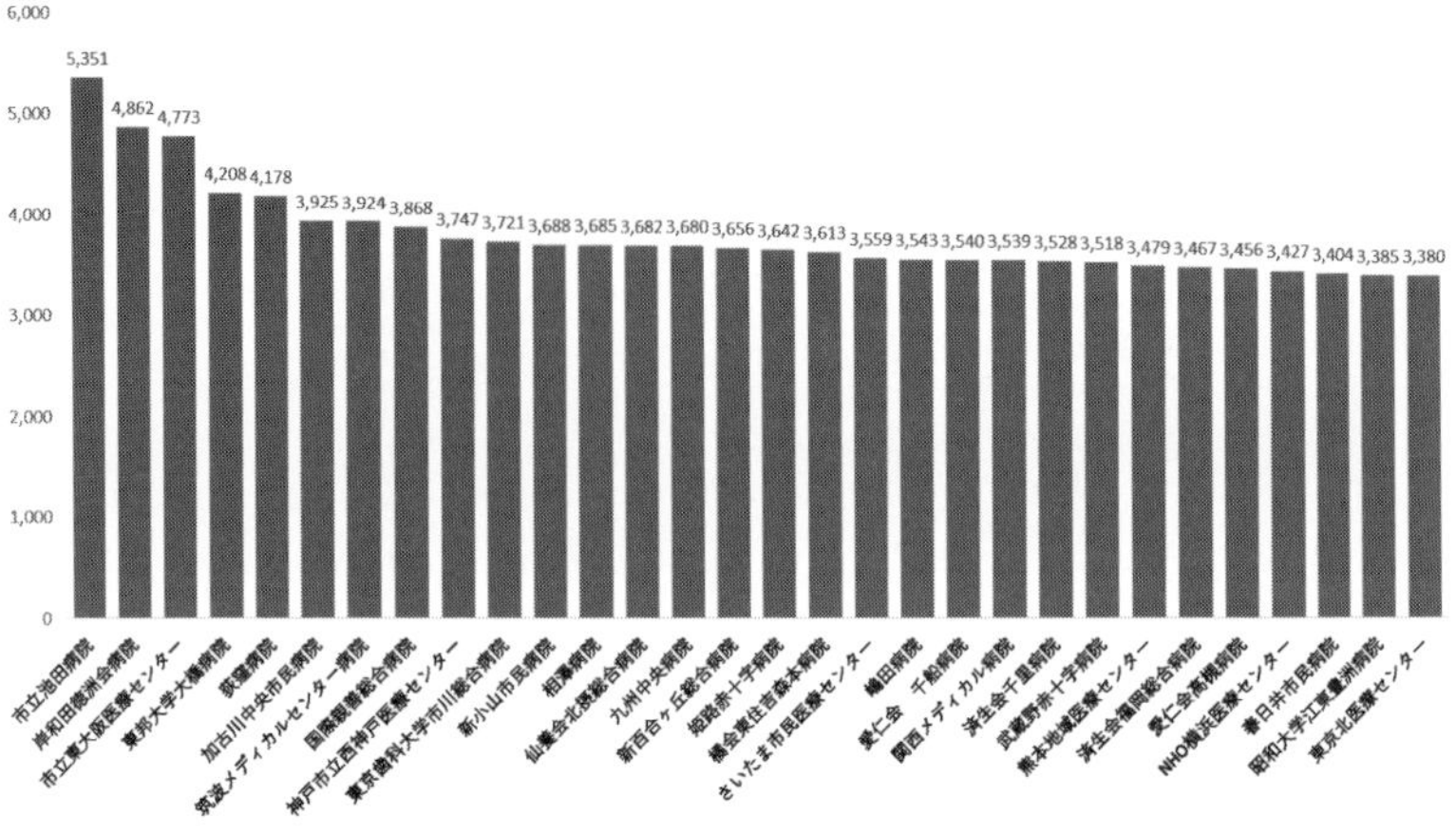

（※）令和2年度　地域医療支援病院　業務報告を基に作成。

（一般病床100床当たり）がトップ30の病院のデータです。

外来についてはクリニックに分離しており、一般外来は他の医療機関に任せているケースもあるかもしれませんが、下位30病院（**図表5**）と比べると患者数に相当の違いがあることがわかります。

図表6は、一般病床100床当たりの逆紹介患者数です。紹介が多い病院は逆紹介も積極的に行う傾向があるようです。

同様に、紹介が少ない病院は逆紹介も少なくなります（**図表7**）。

逆紹介推進がうまくいかない3つの理由

ただ、積極的に逆紹介を推進しようとしても、いくつもの障害があり、簡単にことが運ぶわけではありま

（図表５） 令和２年度　地域医療支援病院　一般病床100床当たり逆紹介患者数（下位30病院）

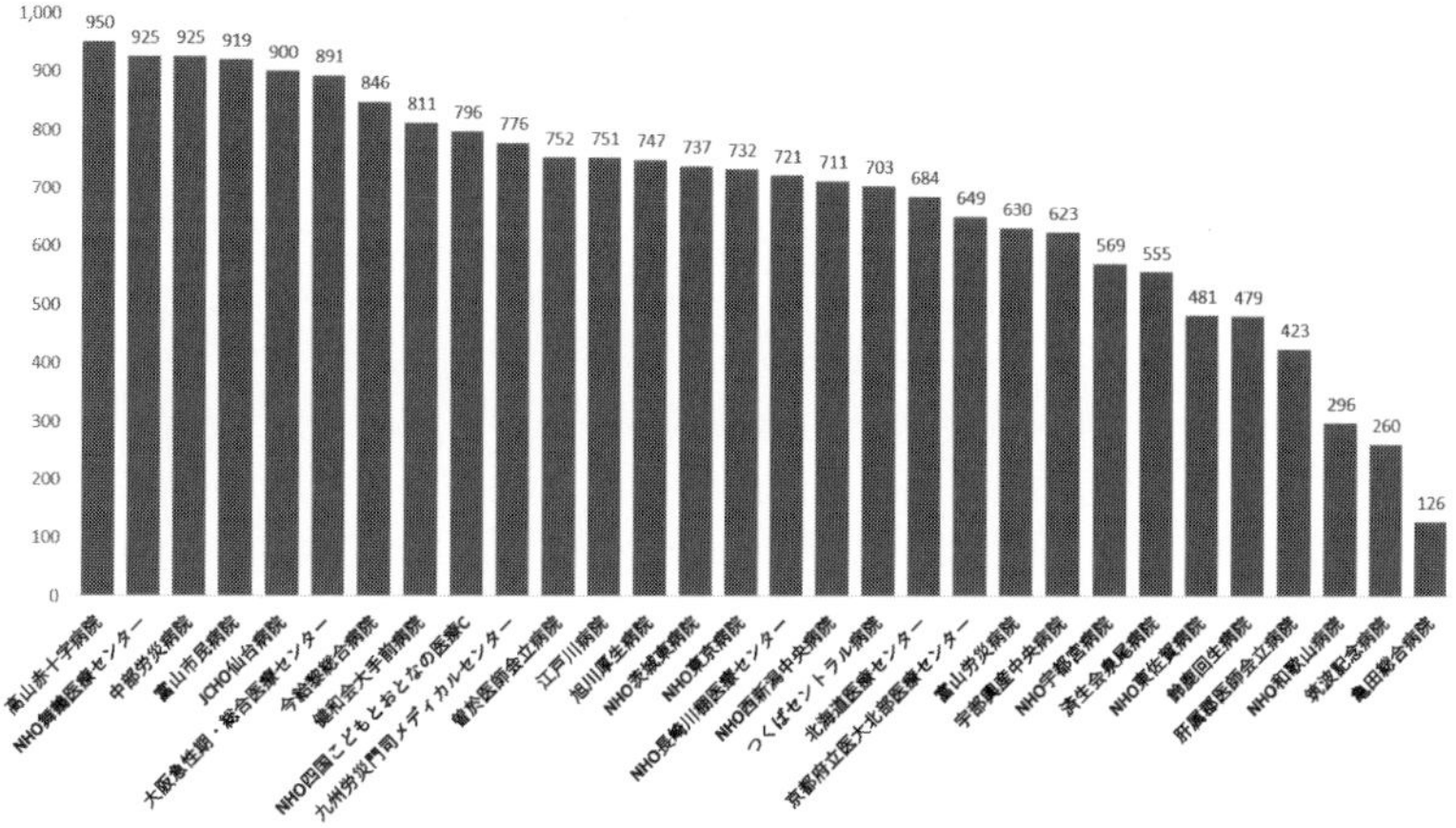

（※）令和2年度　地域医療支援病院　業務報告を基に作成。

（図表６） 令和２年度　地域医療支援病院　一般病床100床当たり逆紹介患者数（トップ30病院）

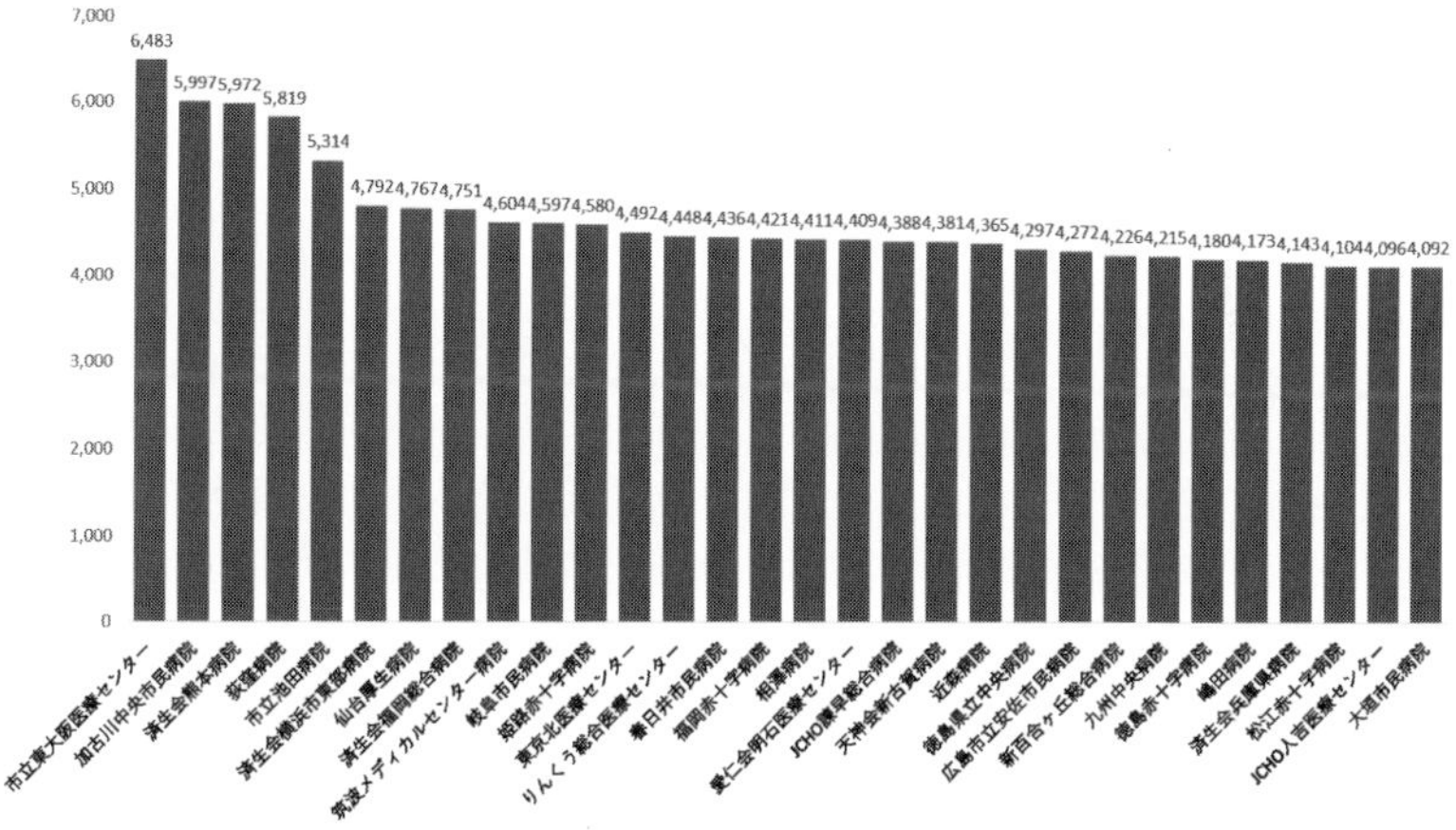

（※）令和2年度　地域医療支援病院　業務報告を基に作成。

（図表7）　令和2年度　地域医療支援病院　一般病床100床当たり逆紹介患者数（下位30病院）

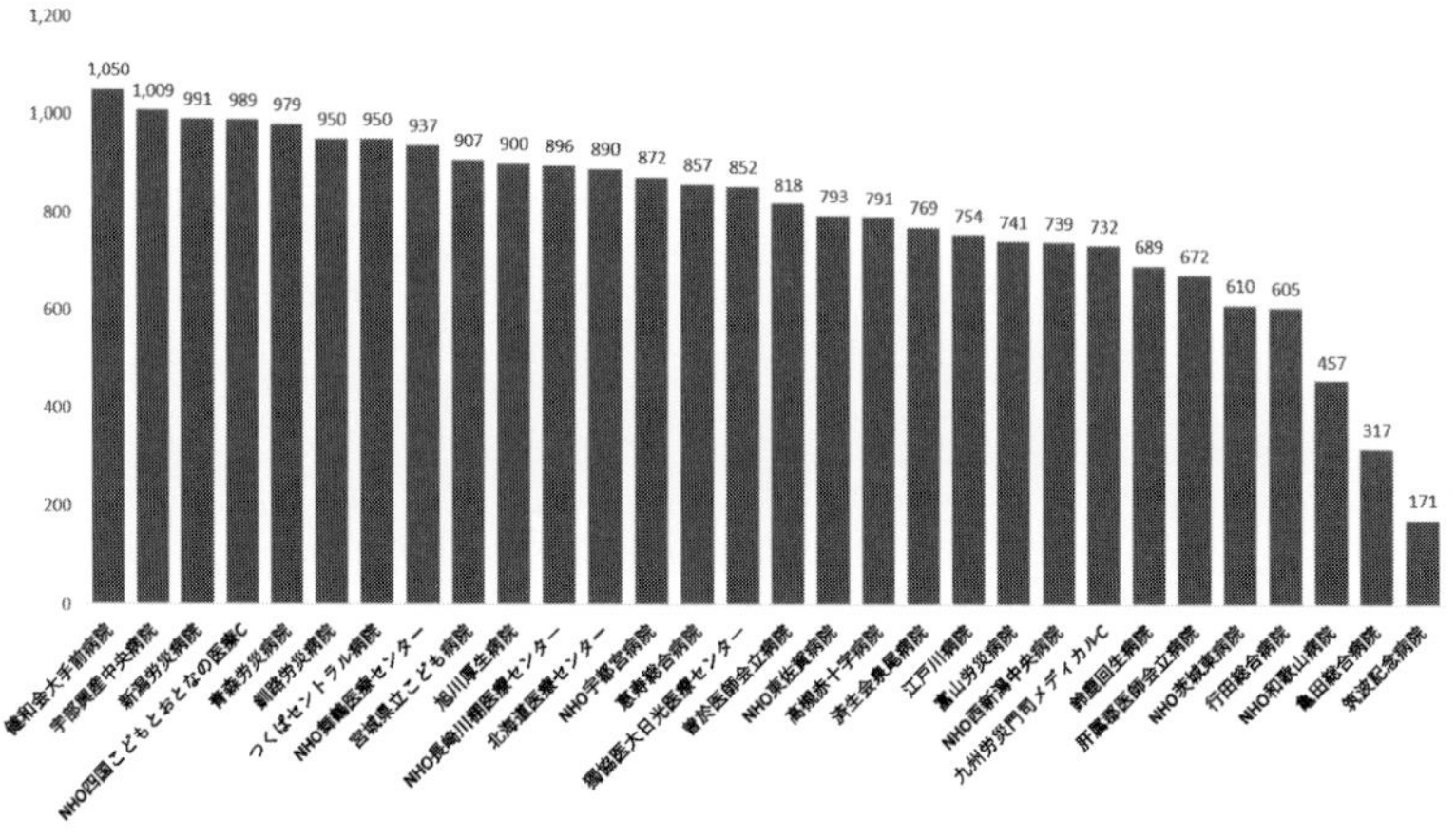

（※）令和2年度　地域医療支援病院　業務報告を基に作成。

せん。言葉でいうほど、逆紹介は簡単ではないことを私は痛感してきました。

その主な理由として以下の3つが挙げられます。

まず1つ目は、患者さんの説得が難しいことです。

初診患者は紹介元に戻せば事足りますが、自院をずっと受診している「私はかかりつけ患者だ」と思っている患者は、複数の診療科のラインナップを揃える病院から離れたがりません。

総合病院の方が何かあったときに便利ですし、経済的な負担も少ない。そして何よりも救急の際に、「その病院の診察券を持っていないと診てもらえない」と信じている患者さんは多いものです。

これは病院側の責任でもあります。救急患者からの問い合わせがあった際に、「あなたはかかりつけですか?」と電話口で聞くケースも少なくないからです。

患者さんを他院に紹介する際は、病院として「決して当院から切り離したり、見捨てたりするわけではない。万が一の時には必ず全身全霊で対応する」と表明しないといけません。

2つ目は、逆紹介の際に、診療情報提供書作成の手間がかかることです。医師は患者を説得しなければならない上に、書類作成まで必要となると、「とりあえず診ておこうか」という気持ちになり、逆紹介をためらってしまいます。

対策として、事務部門から逆紹介すべき患者にフラグを立てるような仕組みが必要です。また、医師事務作業補助者等を活用した書類の下書きなども功を奏すことでしょう。

3つ目は、特定機能病院及び200床以上の地域医療支援病院に義務化されている再診時の選定療養費の徴収が容易ではないことです。

初診患者に「紹介状を有していなければ、一定額がかかります」と説明するのは容易ですが、初診の10倍以上いる再診患者から選定療養費を徴収することは極めて難しいです。納得していない患者から無理に徴収しようとすれば、トラブルの温床となり、外来の混雑がより深刻化してしまいます。国の制度として、再診時の選定療養費徴収が世間の常識になればよいのですが、現段階ではそれを前提とした運用は難しいでしょう。

ただ、令和4年度診療報酬改定で、医療資源を重点的に活用する外来として紹介受診重点医療機関が創設されました。これを契機に、かかりつけ医との役割分担がさらに促進されることを期待したいと思います。

（図表８）　令和２年度　特定機能病院　紹介率・逆紹介率

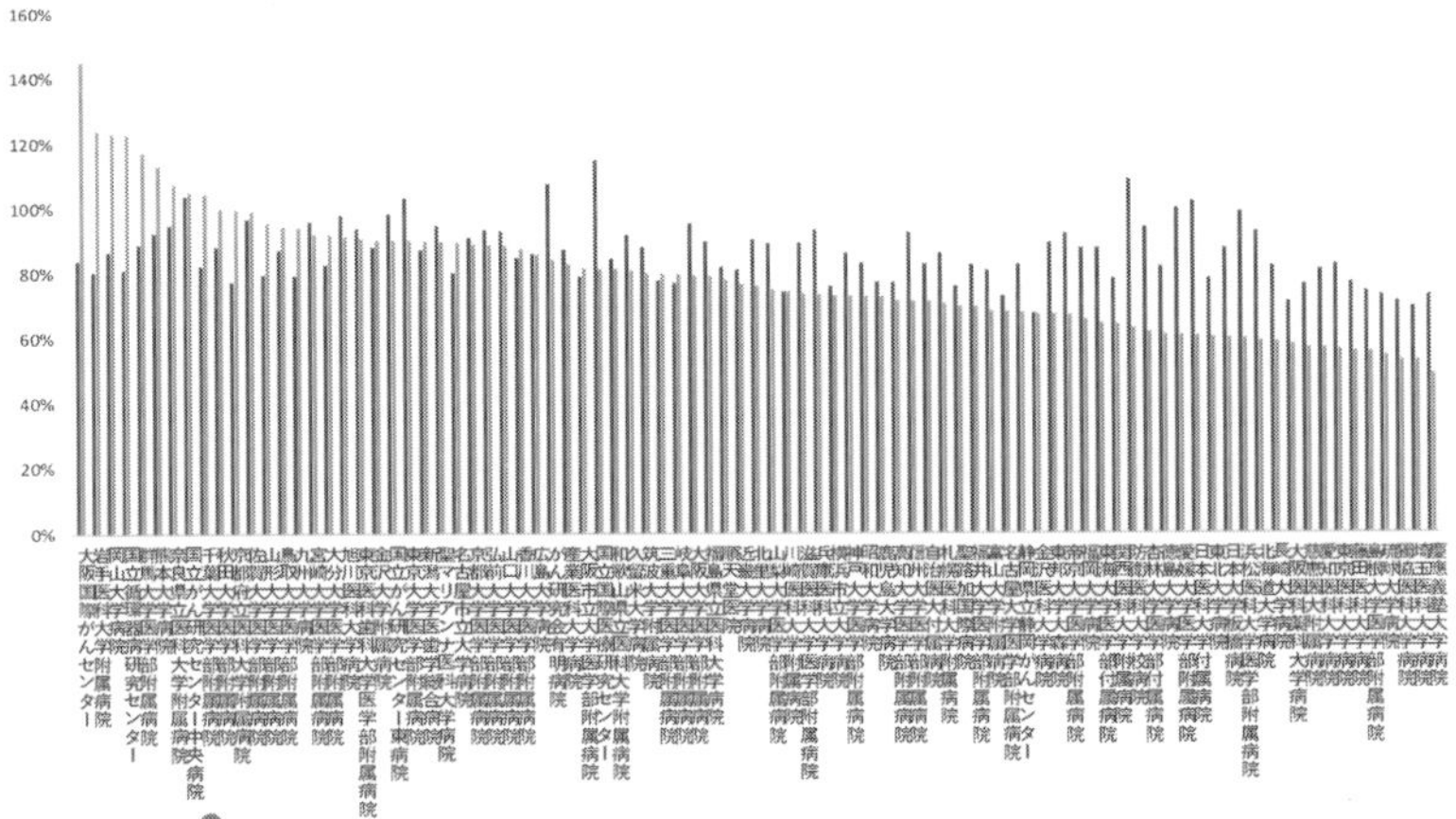

（※）令和3年度 特定機能病院 業務報告を基に作成。　■紹介率　■逆紹介率

大切なのは「再診患者の逆紹介」を推進すること

以前もお伝えしましたが、逆紹介率の分母は初診患者ですから、初診患者が100人来たら、地域に100人帰すのは常識です。大切なのは、再診患者の逆紹介を推進することです。

しかし残念なことに、特定機能病院の逆紹介率をみると100％を超える病院は決して多くないという現状があります（図表８）。

これらの病院では外来診療単価は２万円以上あるのでしょうから、外来で稼ぎたいという経営者もいるのかもしれません。しかし、その半分以上は医薬品費であり、決して収益性が高いわけではありません。

そして何よりも、専門医が多くを占めるこのような病院の外来で、ずっとフォローアップを行えば、専門以外の合併症が併発するかもしれません。その際に対応が疎かになることが多く、「お医者さんにかかっているから安心」という患者さんの期待とのギャップが生じます。それは、病院・患者のお互いにとって不幸なことだと思います。

日常診療は地域のクリニックなどのかかりつけ医にお願いし、何かあった時に病院で精査する。これを実現するためには、トップダウンの明確な方針が不可欠です。

コロナ禍で患者数が減少し、経営が苦しいのはどの病院も一緒です。だからこそ、あるべき医療を追求しなければ、次の道は切り拓けないと考えています。

（M3 Career、病院経営事例集　2023年1月23日）

18　病院の成長を占う「経営幹部人事」の行方

コロナの5類移行が決定。withコロナ時代をどう乗り越えるか

新型コロナウイルス感染症の感染症法上の位置づけについて、現状の2類から5類への移行が決まり、医療提供体制も〝withコロナ〟に向けて徐々に姿を変えていくことになります。

この3年間、私たちはコロナと闘いながら社会に大きく貢献し、その対価として空床確保等の補助金をいただいてきました。ただ、5類になればその補助金もおそらく今まで同様というわけにはいきません。医療機関はwithコロナ時代をどう乗り越えていけばいいのでしょうか。

（2023年）5月8日から5類になっても、コロナ患者がゼロになるわけではありません。スタッフから感染者、濃厚接触者は出るでしょうし、院内クラスターが発生するリスクも続きます。

ただ、社会が変わろうとする今、コロナを言い訳に医療提供の制限を行うことは望ましくないでしょ

う。感染管理を徹底しながら、通常診療とコロナ医療の高度な両立が求められます。それは決して容易なことではありません。

厳しい環境の中、この春多くの病院長が退任されます。経営陣が刷新される病院も多く、ちょうど今、どのような経営体制を構築すべきか構想している時期かもしれません。一方で。ほぼ毎年固定化したメンバーが経営に臨むという病院もあるでしょう。

組織はヒトが支えるもので、ヒトの力ほど組織の活力・成長に影響を与えるものはありません。特に病院は、収益の約半分を人件費に投じる財務構造で、かつヒトが人を治療する究極のサービス業ですから、重要性は誰しも感じていると思います。

経営陣の人事は極めて重要で、組織の成長は人事に大きく依存します。

「ビジョナリー・カンパニー」から学ぶ人事の重要性

世界的ベストセラーであり、経営学の世界で知らぬ人はいない「ビジョナリー・カンパニー　時代を超える生存の原則」及び「ビジョナリー・カンパニー2　飛躍の法則」（共に日経ＢＰ発行）に書かれていることをご紹介しながら、組織運営におけるビジョンと人事の重要性について考えたいと思います。

スタンフォード大学の元教授であるジェームズ・コリンズとジェリー・ポラスは、「ビジョナリー・カンパニー」で、時代を超えて際立った存在であり続ける企業の特性を明らかにしています。

企業永続は、カリスマリーダーの存在や外部からの専門経営者の引き抜きなどで実現されるものではない。長期間にわたって高成長、高収益を実現できる企業には〝優れたビジョン〟があると説くのです。

ビジョンは、組織を1つの方向に導き、そこで働く人々を鼓舞するために重要な鍵を握ります。あるべき姿を描写する一方で、現状・組織特性に沿った心に響くものでなければ、長期的な成長につながることはないでしょう。

「ビジョナリー・カンパニー2」では、企業が長期にわたって飛躍するための法則を提示します。飛躍する企業には、地味で謙虚な経営者が多いといいます。カリスマ的なリーダーが大改革やリストラにより企業を成長させるといった「プロフェッショナル経営者」のイメージとは一線を画しています。

大切なことは、適切な人材を経営陣に迎え入れること。そして不適切な人を経営陣から外すことです。「誰を選ぶか」を決めた後、ビジョン・戦略・組織構造を考えるべきだといいます。

ビジョン達成の鍵は「誰をバスに乗せるか」

病院経営でも、ビジョンと戦略、それを実行する組織をどう構築するかという点に議論が集中することが多いでしょう。

ただ、コリンズらは、「ビジョンを達成するためには誰をバスに乗せるか、誰をバスから降ろすかが重要である」と説いています。経営陣が互いの顔色を伺い、いがみあっていると、職員に伝わりますし、一枚岩でなければビジョンの実現は不可能です。

適切な経営陣を選べば、職員は内部政治を考慮する必要はなく、自主的に動くことができるため、組織の風通しはよくなるでしょう。組織の文化を十分に理解し承継できる人材を経営陣に招くことが理想です。ただ、現実には、多くの病院は単独では経営幹部人事を決められず、適切な人材が選任されるとも限りません。派遣元の医局や大学執行部などの意向が大きく影響するからです。どの病院にとっても重要課題である優秀な医師確保のためには、不本意な人事であってものまざるを得ないケースもあるでしょう。名ばかりのポストがつくられたり、組織の和を乱す幹部を登用したりするような人事が行われることもあります。

もちろん、落下傘人事が、停滞した組織文化を活性化させる可能性はあり、ときには外の風を入れることも考慮すべきでしょう。しかし、現場を理解しない経営幹部にスタッフがついていくのは、極めて難しいです。
自院の組織成熟度を十分に考慮し、自らの足で立てると判断した場合は、派遣元の意向に迎合せず、病院独自の路線を歩むという決断も必要になります。

（M3 Career、病院経営事例集　２０２３年2月28日）

19 新任病院長へのエール「退任後を見据えられる経営者であれ」

この春から「病院長」という重責を担う方々へ

春の息吹を感じる季節が今年も到来しました。

新型コロナウイルス感染症も落ち着き、まるでコロナがどこかに消え失せてしまったかのように、社会は以前の様子を取り戻しつつあります。また新たな感染症の流行の波が襲ってくる危険性も覚悟しなければなりませんが、今年は数年ぶりに「桜を楽しむ会」などを開催する病院もあることでしょう。

春は新たな出会いと別れの季節。今年も多くの病院長が卒業されます。経営陣の中には、病院長の退任を寂しく思ったり、翌年度の運営への不安が脳裏をよぎったりしている方もいるかもしれません。

病院長は現場の最前線で緊張感と重圧に耐えながら闘っていますから、退任された多くの先生方から

「肩の荷をおろせてほっとした」という声を聞きます。退任後は臨床の第一線に復帰されるなど、病院長とは別の立場で生き生きと活躍される方もたくさん見てきました。

一方で、この春から病院長という重責を担われることになる方もいるでしょう。どのように組織を牽引していくべきか、期待と不安でいっぱいかもしれません。

これまで副病院長を務めてこられた方も、病院長となるとこれまでとは全く異なる景色が目の前に迫ってきます。就任当初から組織マネジメントの難しさを痛感し、突貫工事で経営の勉強をすることになる方も多いのではないでしょうか。

どんな病院長もやがて退くときがくる

病院長に就任したからといって、すべてのことが思い通りに進められるわけではありません。役員会など様々な制約を抱えながら、自院のさらなる成長のために、そして地域医療の最適化に向けて日夜取り組むことが求められます。一日一日、いや一瞬一瞬が勝負です。

ただ、通常は病院長には任期がありますから、この春新たに就任される方もやがて退くときがやってきます。もし在任期間を予想できるのなら、期待する未来の成果を見据え、逆算していつまでに何をするべきかを考えることをおすすめします。ゴールに向かって常に「自分はいま何をするべきか」自問自答しましょう。

肩の力を入れすぎる必要はありません。

「自分の枠を超えることも、実力以上のこともできない」と開き直り、組織の船頭役を演じればよいのです。時限付きのポストだと割り切って、自然体で精進してください。

病院長退任後も組織は続くことを肝に銘じて

病院長就任にあたり「任期中は無難に過ごせばよい」と考える方はいないと信じていますが、「あまり大胆な施策は実行したくない」という本音を漏らす方がいるのも事実です。

確かに病院長は、歴史や伝統を継承する役割も担っています。しかし、無難な路線を歩むだけでは、組織の成長にはつながりませんし、職員のモチベーションも上がりません。

骨が折れる仕事だとしても、組織文化を大きく変える判断をしなければならないときもあります。

一方で、退任直前に自らの足跡を残そうと、無謀に近い投資などを決定する病院長もいます。それにより、後戻りできない状況をつくってしまうこともあり、良かれと思った意思決定が負の遺産となり、組織を沈没させてしまう危険性もあります。

重要な判断をする際は、自らの任期の範囲を超えた長期的な視点を忘れてはいけません。また、最後は自らの責任で決断する必要がありますが、周囲の意見にもできるだけ耳を傾けましょう。

あなたがどれだけ愛し、育てたとしても、病院は自分のものではないと肝に銘じてください。常に患者、地域、職員のために最善な選択を考えるのです。

あなたの退任後も組織は続きます。そのことを前提に、10年後、20年後を見据えた戦略的な病院経営を行いましょう。

（M3 Career、病院経営事例集　2023年3月22日）

20　経営コンサルタントの選び方と、最大限活用するための心構え

病院が経営コンサルタントを必要とする理由

新型コロナウイルス感染症の5類への変更で、コロナ関連の補助金が大幅に減額されることになり、将来に不安を抱く病院経営層も多いことでしょう。

患者数、特に入院患者数はコロナ流行以前の水準に戻らない一方で、水道光熱費は著しく増加しており、コスト増に悩まされる日々が続きます。さらに、社会全体は賃上げが進んでいますから、医師事務作業補助者や看護補助者などの採用の厳しさが増すことが予想されます。

そんな状況の中、「経営の専門家からアドバイスを受けたい」と考え、経営コンサルタントを探している経営者もいらっしゃるのではないでしょうか。

本稿では、コンサルタントの選び方と有効活用の方法について検討したいと思います。

まず、経営コンサルタントといっても、様々な領域があります。
・病院が将来進むべき方向性を提案する戦略策定
・査定やカルテ記載なども含めた診療報酬対応
・モチベーション向上や人員の適正配置などの人材マネジメント
・医師・看護師等の採用や育成
・医薬品材料費・委託費の低減
・資金調達等の財務管理
・ＩＴ・ＤＸ対応
・パスやＰＦＭ
・第三者評価
・建築
・Ｍ＆Ａ
など、挙げればきりがありません。

このすべてに対応できるコンサルタントはいないでしょうから、もし「何でもできます」と言うコンサルタントがいたら、「何もできません」という宣言に近いかもしれません。

病院が経営コンサルタントを必要とする背景として、経営人財の確保が極めて難しいことが挙げられます。病院は常に人手不足に悩まされ、スタッフは日常業務の遂行で手一杯。日ごろの業務とは一定の距離がある経営スキルを有していることは少ないでしょう。

そのため、専門家の介入は一定程度有効です。第三者ならではの貴重な提案もあるでしょうから、組織の活性化が期待できます。

病院経営コンサルタントの選び方

ただ、コンサルタントに依頼しても、常識的な内容ばかりが記載された分厚い報告書を提出され、「で、結局どうしたらいいの？」と困ってしまうケースは珍しくありません。せっかく専門家に依頼しているのですから、内部では気づかない「なるほど」と思うような鋭い指摘をしてほしいものです。

専門家といえども画期的な打ち手を常に提案するのは難しい面もあるでしょう。であれば、コンサルタントが現場に入り、客観的な視点から組織の成熟度にあった実行可能な提言を期待したいです。

そして提言だけではなく、現場と伴走し、ゴールまで導いてほしいと思います。縦割りの組織のため一枚岩になりづらい病院職員に横串を刺し、病院を1つの方向に導くのが本当のプロフェッショナルです。

専門家に頼むのですからそれなりの費用がかかりますが、業務によっては成功報酬型のサービスもあります。比較検討してみるといいでしょう。

私がコンサルタントに依頼する際は、完全成功報酬型で、自分と同じゴールを目指してくれる会社を優先します。コンサルティング会社からすれば、短期で実績を上げることが利益になりますから、病院には実現できないスピードで業務を遂行し、結果を出してくれます。プロのスキルを学び、時間を買うという意味でも有効な選択肢の1つになるでしょう。

ただし、「成功報酬」の定義については事前に協議しておかなければ後々トラブルの元になりますから注意が必要です。

なお、自社で物販などの具体的なソリューションを持つコンサルティング会社もあります。その場合は当然自社のサービスを推奨するでしょうから、第三者としての客観性には欠けるかもしれません。短期的には経済的利益を享受できる一方で、中長期では経営の自由度が下がる可能性もあります。自院の目的に合わせてコンサルタントを選びましょう。

病院経営コンサルタントを有効活用するには

コンサルタントを有効活用するための心構えについてお伝えします。「プロに頼んでいるのだから」と安心してはいけません。どう使うかが大切なのです。

1つ目は、期待する成果について、経営陣とコンサルタントの間で事前に共有・確認することです。

プロジェクト遂行の上で、予期せぬ事態が起こることはあり得ますし、難局も訪れるでしょう。逆に予想外によい結果につながることもあります。

依頼目的を明確にした上で、「ここまでは必ずやって欲しい」という期待値を明らかにすべきです。

2つ目は、経営陣がコンサルタントを信頼すること。

何かを変えようとするとき、常に抵抗勢力は存在します。例えば、第三者が病院内部に入ることをよく思わない、組織改革を望まない職員も一定数います。そのような職員からコンサルタントは「邪魔者」呼ばわりされることもあり、コンサルタント任せでは突破できない壁が立ちはだかる可能性があるのです。

「病院が良くなること」はすべての職員共通の願いのはず。

経営陣はコンサルタントを信頼し、結果にコミットする意識と、共に闘う覚悟を持ちましょう。

3つ目は緊張感を持つことです。

コンサルタントからなめられたら、終わりです。無形サービスの付加価値をどこまで引き出せるかは、コンサルタントとの関係性が大きく影響します。コンサルタントから「この経営陣のために結果を出したい」という気持ちを引き出せなければ、成果が生まれない可能性もあります。適切な緊張感を保つことが重要です。

極論ですが、コンサルタントに「この経営陣とだったら報酬がなくても仕事をしたい」「この病院では学ぶことが多く、やりがいがある」と思わせられれば、最高の結果が待ち受けていることでしょう。

過去の実績やネームバリューだけでコンサルタントを選ばないことです。それらも大事な判断基準ではありますが、自院にマッチするかどうかを慎重に見極めましょう。

会社名よりも「誰が担当するか」が重要です。人と人の触媒が付加価値を生み、組織を新たなステージへと導くのです。

（M3 Career、病院経営事例集　2023年5月9日）

21 病院長にしか見えない景色（世界）がある

病院長にしか見えない景色（世界）がある

病院長という仕事は魅力的で面白さにあふれています。自らが描いたビジョンを組織の皆が一生懸命実行してくれる姿に、胸を打たれることもあるでしょう。

ただ、同時に病院長の歩む道のりは困難でもあります。組織が一丸となることは容易ではなく、自らの思いが伝わらないジレンマを感じることも少なくないと思います。

そしてなにより、病院長は孤独です。

就任してすぐに、自分にしか見えない景色があることに気付くはずです。

病院長就任前は副病院長、あるいは診療科などの部門代表だった方が多いでしょう。仮に筆頭副病院長という位置づけであったとしても、病院長とは立場が全く異なります。自分の担当業務をうまくまわことが求められる役割から、全体最適を志向し、それに向けて組織を動かす役割に変わるのです。

院内から入ってくる情報も異なります。今まで接点がなかった部署から、要望も含め大量の情報が入ってきます。

皆が本当のことを言うわけではなく、取捨選択が求められます。一方で、耳を傾けなければ、「あの病院長は」と周囲に批判の声が渦巻いてしまうリスクもあります。「あの人に何を言っても変わらない」と思われれば、求心力は失われます。

また、情報は組織内部だけでなく外部からも提供され、より繊細な取り扱いが求められることもあります。

特に組織の規模が大きくなるほど、役員会なども含め外部者からの要望が大きくなり、それを無視すれば自らの立場にも影響を及ぼす可能性があります。内部と外部の情報に矛盾をはらんでいれば、どう動いてよいか迷いが生じ、何も決断できない状況に陥ってしまうかもしれません。

病院長はすべての責任を負う立場にある

病院長は、どのような状況にあっても、最終的にすべての責任を負う立場にあります。言い訳は一切通用しません。

どんなに現場経験が長いトップといえども、組織のすべてを把握することはできません。特に組織規模が大きくなるほど、多様な価値観を持った人材が集い、一枚岩になりづらくなります。

病院長は、現場で起こっているほとんどすべてを把握できない中、意思決定をしなければならないのです。

ある事象をきっかけに職員の大量離職が起こり、組織が立ち行かなくなるリスクもあります。そんなときには病院長としてどう対応するべきでしょうか。

優秀な職員を外部から招聘することも病院長の役割の1つですが、まずは既存の戦力を前提に、最大限のパフォーマンスを発揮することが求められます。

さらに組織内部だけでなく、刻々と変化する外部環境に目を向ける必要があります。

いい時に病院長に就任すれば追い風に乗れますが、診療報酬のマイナス改定、コロナ禍、物価高騰など、極めて厳しい時期はあります。思うようにいかないことも多いはずです。

ただ、どんなときも「今がよければよい」という発想ではいけません。未来を見据えて組織を牽引するのが病院長の役割です。

孤独な病院長を支える存在とは

病院長は気丈であろうとするあまり、本音で相談できる相手が限られてしまうことも多いようです。特に院内の職員には、弱いところを見せられません。病院長に限らず、組織のトップに立つとはそういう面があります。

組織として望ましいのは、副院長や看護部長、事務部長などの幹部が、病院長を支えてくれることです。ただ、ここでいう「支える」とは、決して病院長に迎合することではありません。病院長と、公式・非公式のコミュニケーションを密にとることです。病院長がどのような方を幹部として登用できるかどうかは、組織の一体感に大きく関わります。

一方で病院長は、幹部からの情報や提案を真摯に受け止める必要があります。そうでない素振りを少しでも見せれば、求心力は容易に失われます。病院長自らが、心から信頼して登用した人物だったとしても、です。

そして経営企画部門などの経営参謀の役割も大切です。

刻々と変化する環境において、病院長の方針が常に正しいとは限りません。客観的なデータを提示し、それを基にディスカッションするパートナーの存在は不可欠です。そのようなパートナーがいてこそ、リーダーは輝くのです。

あの病院長はリーダーシップがある、などと賞賛されることがありますが、その背景には、優れた経営参謀の存在が欠かせません。

最後に病院長1人の力には限界がありますから、第三者を有効活用することも忘れないようにしましょう。声の大きい院内の○○先生、開設者である理事長や首長など、頼れそうな人はいないでしょうか。

頼る第三者として理想的なのは、客観性があり、他院などの状況を熟知している人です。広い視野から客観的に自院を見てくれる人を重要な場面で重用すると、思わぬ力を発揮することがあります。自分自身がどんなに声高に力説するよりも、効果的な場面があります。

病院長として、孤独感にさいなまれることもあるかもしれません。そんなときは、広いネットワークを構築し、良き相談相手を見つけましょう。おすすめは、同じ立場にある他院の病院長。貴重な相談相手になり得る有力候補です。

（M3 Career、病院経営事例集　2024年3月26日）

22　病院長に必要な会計知識

法人の活動の実態を表す3つの決算書

今回は病院長に必要な会計知識として、法人の活動の実態を表す決算書についてご説明します。

決算書は、正式には財務諸表（Financial Statement）といい、人為的に期間を区切って定期的に報告するものです。「財務」に関する諸々の報告書という意味合いで、主たるものに損益計算書、貸借対照表、キャッシュ・フロー計算書があります。

最も目にすることが多いのは損益計算書（Profit and Loss statement、P／L（ピーエル）と呼ばれることがあります）です。年度など一定期間における利益（Profit）あるいは損失（Loss）といった経営成績が開示されます。事業活動の成果である「収益」から、成果を生み出すための努力部分である「費用」を差し引き、黒字・赤字の結果が示されます。

2つ目は貸借対照表（Balance Sheet、B／S（ビーエス）と呼ばれます）。一定時点における財政状態が開示されます。一定時点は年度末などの決算日となり、その時の資産、負債、純資産の状況が示されます。

3つ目はキャッシュ・フロー計算書（Cash Flow Statement）で、一定期間における資金の流出入の状況が開示されます。

（図表1）

損　益　計　算　書

（自　令和○年○月○日　至　令和○年○月○日）

科　目	金　額	
Ⅰ 医業収益		
1 入院診療収益	XXX	
2 室料差額収益	XXX	
3 外来診療収益		
：	XXX	XXX
Ⅱ 医業費用		
1 材料費	XXX	
2 給与費	XXX	
3 委託費		
4 減価償却費		
：	XXX	
医業利益		XXX
Ⅲ 医業外収益		
1 受取利息及び配当金	XXX	
：	XXX	XXX
Ⅳ 医業外費用		
1 支払利息	XXX	
：	XXX	XXX
経常利益		XXX
Ⅴ 臨時利益		
1 固定資産売却益	XXX	
：	XXX	XXX
Ⅵ 特別損失		
1 固定資産売却損	XXX	
：	XXX	XXX
税引前当期純利益		XXX
法人税、住民税及び事業税		XXX
当期純利益		XXX

損益計算書

図表1に示すように、損益計算書は収益から費用を差し引き、利益あるいは損失を報告します。なお、わかりやすいよう区分表示し、段階的に報告しています。

医業収益と医業費用は病院における本業の活動を示したもので、その差額が医業損益（医業利益あるいは医業損失）です。これに売店や駐車場などの医業外収益をプラスし、支払利息などの医業外費用をマイナスしたものが、経常損益となります。

なお、公立病院の場合は、医業外収益に補助金が入ることが多いです。

さらに、病院の建物などを売却した際等に臨時で生じる、時として巨額となる特別損益を加算・減算し、税引前当期純利益が示されます。ここに法人税等を支払ったあとの最終利益で、全ての活動の成果である当期純利益が報告されます。

医業収益はその期間における活動の成果です。これは現金の収入があったタイミングで計上するのではなく、医療サービスを提供した期間の対価（経済的付加価値）で、それに対応する人件費や材料費の投入額が医業費用となります。

決算日が3月末の場合、3月末に入院している患者さんに提供した医療サービスの入金はありませんが、その期間の成果として医業収益に計上し、それに対応する医薬品や材料、給与費などを医業費用とします。

貸借対照表

貸借対照表は、ある時点で法人が有する資産から負債を差し引いた純資産により構成されます。

資産は流動資産と固定資産に、負債も流動負債と固定負債に区分表示されます。大まかに言うと決算日から1年以内の短期的なものが流動資産・負債とされ、そうでない長期性の項目が固定資産・負債となります（**図表2**）。

貸借対照表はバランス・シートですが、バランスには2つの意味合いがあります。

1つは残高であるという意味で、決算日に有する資産・負債・純資産の残高が示されています。

例えば、流動資産の医薬品は年度末における医薬品の在庫残高であり、翌期以降に使われることが想定されます（不良在庫で期限切れなどになることもありますが）。だとすると、年度末には薬価改定が行われ、その都度、引き下げが行われますから、できるだけ年度末には薬の購入を控えた方がいいということになります。

（図表2）

貸借対照表

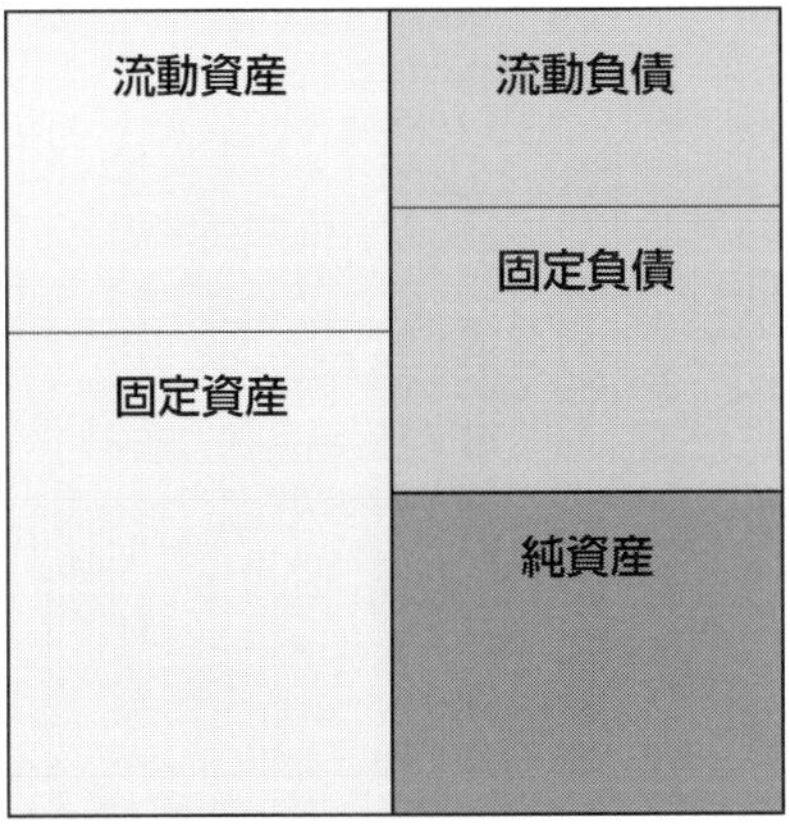

固定資産で金額が大きいのが有形固定資産で、建物や医療機器などが含まれます。その時の価値（時価）を表すのではなく、購入時の支出の結果として計上され、その後、土地を除き減価償却という計算手続きにより費用として計上。徐々に固定資産の額が減少していきます。

減価償却は、CTなどの長期に渡って使用・利用する固定資産を購入した際に、一括で損益計算書の費用とするのではなく、医業収益と対応させるべく時の経過に応じて

（図表3）　3つの財務諸表の関係

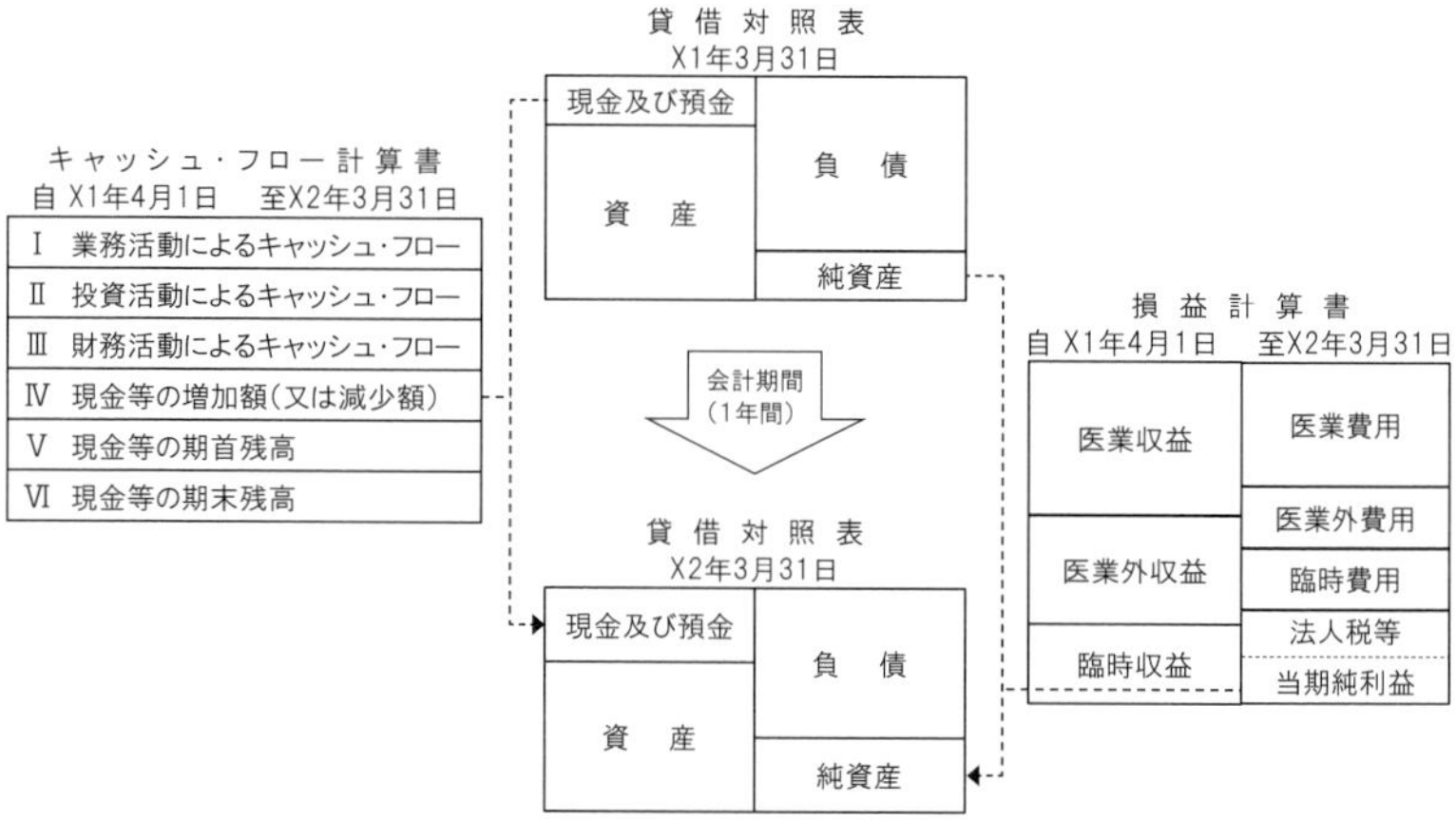

（耐用年数に渡り）費用化する手続きになります。

もう1つのバランスの意味は、資産合計（総資産）と負債及び純資産の合計が必ず一致し、左右のバランスが合う（調和がとれる）ことを意味しています。

例えば、借金をすれば、負債の部の借入金が増加します。そもそも借り入れをするのは設備投資をするため、また場合によっては赤字でボーナスの資金が足りないためかもしれません。前者は固定資産を購入すれば左右は一致しますし、後者は赤字なので、貸借対照表の純資産がマイナスになります。

損益計算書と貸借対照表は連動しており、黒字を出せば貸借対照表の純資産の厚みが増し、赤字続きだと純資産はマイナスとなります。この純資産がマイナスである状態を債務超過といい、財務的な破綻をきたす状況ともいえます。

キャッシュ・フロー計算書

キャッシュ・フロー計算書は、一定期間の収入と支出の状況について報告するものです。例えばロボット手術の機械を3億円で購入したら、その事実が計上されることになります。

一定期間の情報という意味では損益計算書と共通しますが、損益計算書の対象はその期間に発生した取引ですから、現金の流出入を伴わないものも含まれるのに対して、キャッシュ・フロー計算書は資金収支の事実が記載されます。

なお、キャッシュ・フロー計算書も業務活動・投資活動・財務活動に区分表示されます。本業の「業務活動によるキャッシュ・フロー」はプラスであることが求められます。

一方で、投資活動は設備投資を行えればマイナスになります。過剰投資は慎むべきですが、マイナスが正常な状態です。そして財務活動は金融活動で、銀行から借り入れをすればプラスになり、借入の返済をすればマイナスになります。つまり、財務活動のプラスで全体のキャッシュを賄い続けることは限界があり、借入の返済を行っていくことによりマイナスの状態になります。

なお、キャッシュ・フロー計算書の作成方法には直接法と間接法があり、業務活動によるキャッシュ・フローについて差異が出ます（**図表4**）。

一般的には間接法を用いることが多く、税引前当期純利益から減価償却費を加算などの調整をして算

（図表４）

キャッシュフロー計算書（直接法）

区分	金額
Ⅰ業務活動によるキャッシュフロー	
医業収入（現金収入）	1,800
医業費用（現金支出）	△1,600
業務活動によるキャッシュフロー	200
Ⅱ投資活動によるキャッシュフロー	
有形固定資産の取得による支出	△5,000
投資活動によるキャッシュフロー	△5,000
Ⅲ財務活動によるキャッシュフロー	
長期借入による収入	5,000
財務活動によるキャッシュフロー	5,000
Ⅳ現金等の増加額	200
Ⅴ現金等の期首残高	200
Ⅵ現金等の期末残高	400

キャッシュフロー計算書（間接法）

区分	金額
Ⅰ業務活動によるキャッシュフロー	
利益	400
減価償却費	100
医業未収金の増加額	△200
たな卸資産の増加額	△200
医業未払金の増加額	100
業務活動によるキャッシュフロー	200
Ⅱ投資活動によるキャッシュフロー	
有形固定資産の取得による支出	△5,000
投資活動によるキャッシュフロー	△5,000
Ⅲ財務活動によるキャッシュフロー	
長期借入による収入	5,000
財務活動によるキャッシュフロー	5,000
Ⅳ現金等の増加額	200
Ⅴ現金等の期首残高	200
Ⅵ現金等の期末残高	400

出されます。ただ、計算結果は同じです。減価償却費は、すでに支出は終わっているけれど、耐用年数に応じて費用化する手続きですので、損益計算書においては費用となりますが、資金の流出はないため足し戻すなどの調整を施しています。

損益計算書で当期純損失となり赤字になっても法人は破綻しません。しかしながら、資金がショートすれば取引先への支払いも職員への給料も払えず破綻することになります。黒字倒産のようなこともありえるので、キャッシュ・フローの管理は重要になります。

（M3 Career、病院経営事例集　２０２４年７月５日）

23　病院財務のポイント教えます

「給与費比率50％以内が黒字病院の目安」は本当か

決算書で一番目にすることが多い損益計算書。ある程度は見方を把握しておく必要があります。病院の会議でも頻繁に用いられる分析手法として百分率分析があり、損益計算書の場合は医業収益を分母（100）とし、各費用項目や利益を比率で表す手法が用いられます。

図表1は、医療経済実態調査の結果を病院機能別に百分率で集計したものです。

なお、医療経済実態調査は厚生労働省が2年に1回、診療報酬改定の前年に実施しています。病院、一般診療所、歯科診療所、保険薬局の医業経営等の実態を明らかにし、社会保険診療報酬に関する基礎資料を整備することが目的です。

特定機能病院は高度医療の提供等を行う能力を有する病院で、大学病院本院が中心です。DPC対象

（図表1） 病院機能別　収支状況

	特定機能病院									
	平成25年度	平成26年度	平成27年度	平成28年度	平成29年度	平成30年度	令和元年度	令和2年度	令和3年度	令和4年度
給与費（対収益）	44.8%	45.5%	42.7%	42.7%	42.6%	42.4%	41.1%	43.2%	41.9%	41.4%
医薬品費（対収益）	22.2%	23.0%	24.4%	24.4%	24.6%	25.2%	26.4%	27.0%	27.4%	28.0%
材料費（対収益）	14.1%	14.4%	14.1%	14.1%	14.6%	14.6%	14.6%	14.7%	14.6%	14.6%
委託費（対収益）	6.8%	7.0%	7.0%	7.0%	7.0%	7.1%	7.2%	7.8%	7.8%	7.8%
減価償却費（対収益）	8.8%	9.0%	8.5%	8.3%	8.1%	7.9%	7.4%	7.7%	7.4%	7.3%
その他	9.6%	9.7%	9.6%	9.2%	8.9%	8.9%	8.9%	9.4%	9.4%	10.1%
損益差額（対収益）	−6.4%	−8.5%	−6.2%	−5.8%	−5.7%	−6.0%	−5.6%	−9.7%	−8.4%	−9.2%
100床当たり医業収益（千円）	3,089,205	3,161,959	3,337,040	3,416,853	3,572,062	3,695,846	3,877,150	3,765,449	4,031,184	4,157,777
給与費＋医薬品材料費比率	81.1%	82.9%	81.2%	81.2%	81.7%	82.2%	82.1%	84.9%	83.9%	84.0%

	DPC 対象病院									
	平成25年度	平成26年度	平成27年度	平成28年度	平成29年度	平成30年度	令和元年度	令和2年度	令和3年度	令和4年度
給与費（対収益）	52.2%	53.2%	53.3%	54.2%	53.7%	53.5%	53.3%	56.1%	54.3%	54.4%
医薬品費（対収益）	15.0%	14.9%	15.3%	14.9%	14.0%	14.0%	14.8%	14.9%	14.9%	15.4%
材料費（対収益）	11.2%	11.4%	11.1%	11.2%	11.5%	11.3%	11.8%	12.0%	11.5%	11.6%
委託費（対収益）	6.5%	6.6%	6.7%	6.7%	6.7%	6.7%	7.0%	7.6%	7.6%	7.6%
減価償却費（対収益）	6.3%	6.6%	6.7%	6.6%	6.2%	6.0%	6.0%	6.1%	6.1%	6.2%
その他	10.4%	10.6%	10.8%	10.7%	11.2%	11.2%	10.8%	11.4%	11.4%	12.0%
損益差額（対収益）	−1.6%	−3.3%	−3.9%	−4.4%	−3.2%	−2.8%	−3.7%	−8.1%	−5.8%	−7.1%
100床当たり医業収益（千円）	2,340,483	2,376,503	2,330,695	2,342,019	2,489,830	2,548,598	2,552,967	2,479,468	2,496,756	2,577,706
給与費＋医薬品材料費比率	78.4%	79.5%	79.7%	80.3%	79.1%	78.8%	79.9%	83.0%	80.7%	81.4%

	療養病棟入院基本材料1									
	平成25年度	平成26年度	平成27年度	平成28年度	平成29年度	平成30年度	令和元年度	令和2年度	令和3年度	令和4年度
給与費（対収益）	59.7%	60.0%	58.2%	58.9%	59.4%	59.6%	60.4%	61.4%	61.6%	61.6%
医薬品費（対収益）	8.2%	7.9%	8.7%	8.4%	8.8%	8.6%	7.0%	6.6%	6.5%	6.6%
材料費（対収益）	5.7%	5.7%	6.8%	6.7%	7.6%	7.6%	6.3%	6.5%	6.7%	6.8%
委託費（対収益）	5.8%	5.8%	5.5%	5.5%	5.4%	5.4%	6.1%	6.4%	6.3%	6.3%
減価償却費（対収益）	4.4%	4.5%	4.5%	4.4%	4.2%	4.1%	4.5%	4.5%	4.5%	4.6%
その他	13.8%	13.8%	13.7%	13.7%	13.2%	13.2%	13.7%	13.6%	13.4%	14.0%
損益差額（対収益）	2.4%	2.3%	2.6%	2.4%	1.3%	1.5%	2.1%	1.0%	0.4%	−0.6%
100床当たり医業収益（千円）	1,027,172	1,049,103	1,153,779	1,157,058	1,118,466	1,147,697	1,059,150	1,071,869	1,159,351	1,182,321
給与費＋医薬品材料費比率	73.6%	73.6%	73.7%	74.0%	75.8%	75.7%	73.7%	74.5%	74.8%	75.0%

（※）厚生労働省　医療経済実態調査に基づき作成。

病院は、急性期入院医療の支払方式であるDPC／PDPSに参加する急性期病院。療養病棟入院基本料1は、慢性期病院になります。

財務分析で注目すべきは給与費比率で、病院機能によってその水準は異なります。よく「給与費比率50％以内が黒字病院の目安」と言われていますが、通説を鵜呑みにしてはいけません。

40％台の特定機能病院の損益差額（補助金が入らない医業損益に近い数値です）は大幅なマイナスである一方で、60％程度の療養病棟では令和4年度を除いてプラスになっています。

給与費比率と材料費比率は表裏の関係

もう1つ注目すべきは、医薬品と診療材料費を合計した材料費比率です。

高度医療を提供する特定機能病院では材料費比率が40％を超えているのに対して、療養病棟では15％未満と非常に低い水準に落ち着いています。

医薬品は化学療法などの高額な薬剤。診療材料は主に手術等で使用されます。高額な材料を用いれば分母の医業収益は増加しますが、それに伴い分子の材料費も増え、結果として比率が上昇します。しかし、それによって給与費は大きく変動しないでしょうから、給与費比率は下がる仕組みなのです。

（図表2）　給与費率と材料費率

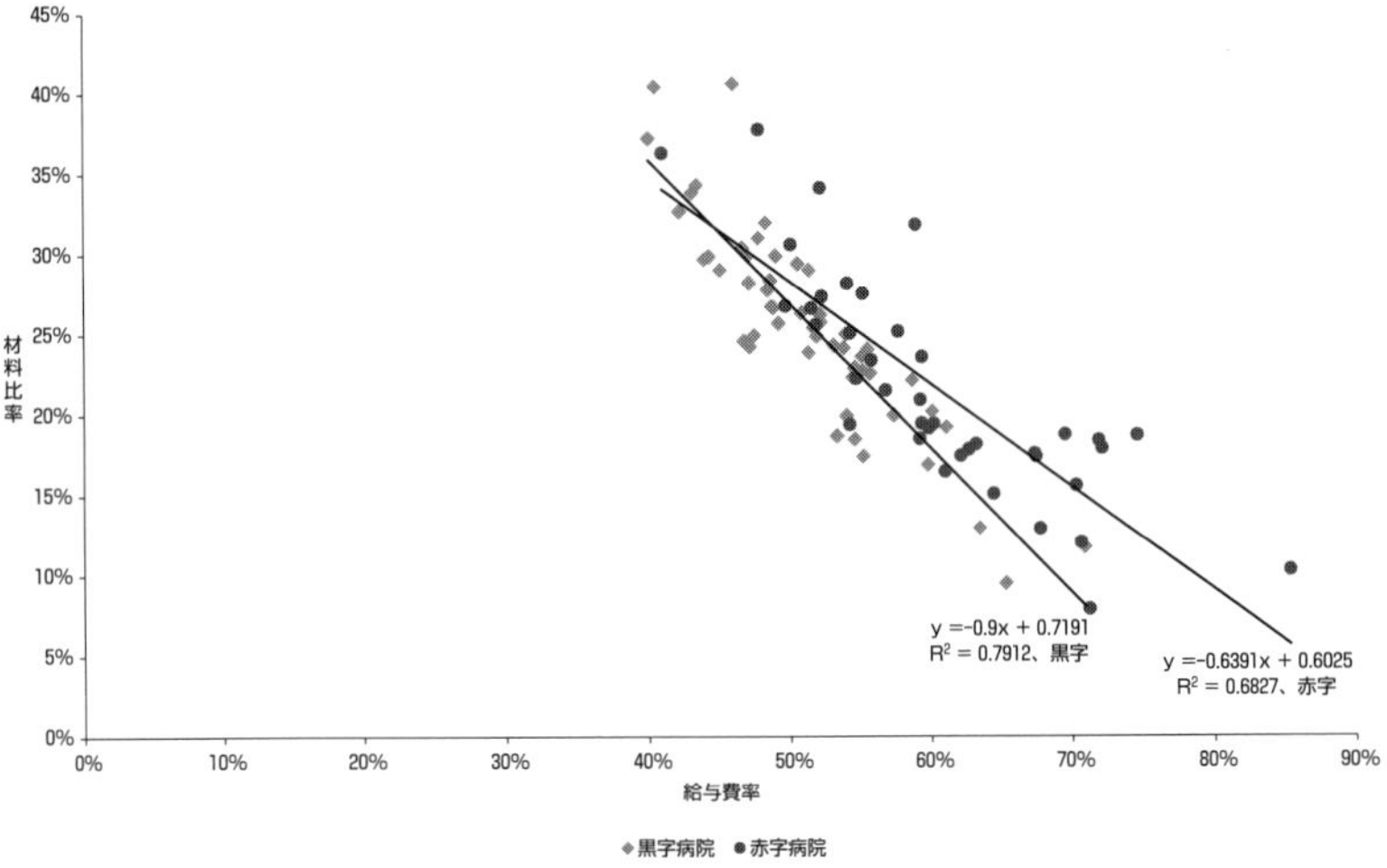

実際に給与費比率と材料費比率について各病院のデータをプロットしたものが、**図表2**です。

つまり、給与費比率と材料費比率はコインの表裏のような関係で、一方が増えれば他方が減る関係になっています。ただ、働き方改革などで人件費が増加する昨今は両方が増えた結果、赤字に転落しがちになります（これに加えて、水道光熱費の増加も直近の財務状況にマイナスの影響を及ぼしています（**図表3**））。

このように給与費比率と材料費比率は合計して考える必要があります。合計が80%を超えると財務的には厳しく、療養病棟のように75%未満ですと黒字になる可能性が高くなります。

図表2の左上に位置する病院は特定機能病院などの高度急性期病院や院内処方をする病院です。右下は療養型や回復期など手術や化学療法を積極的に実施しない病院、あるいは小児周産期などの専門病院もこのポジションになるでしょう。

（図表３） 100床当たり水道光熱費

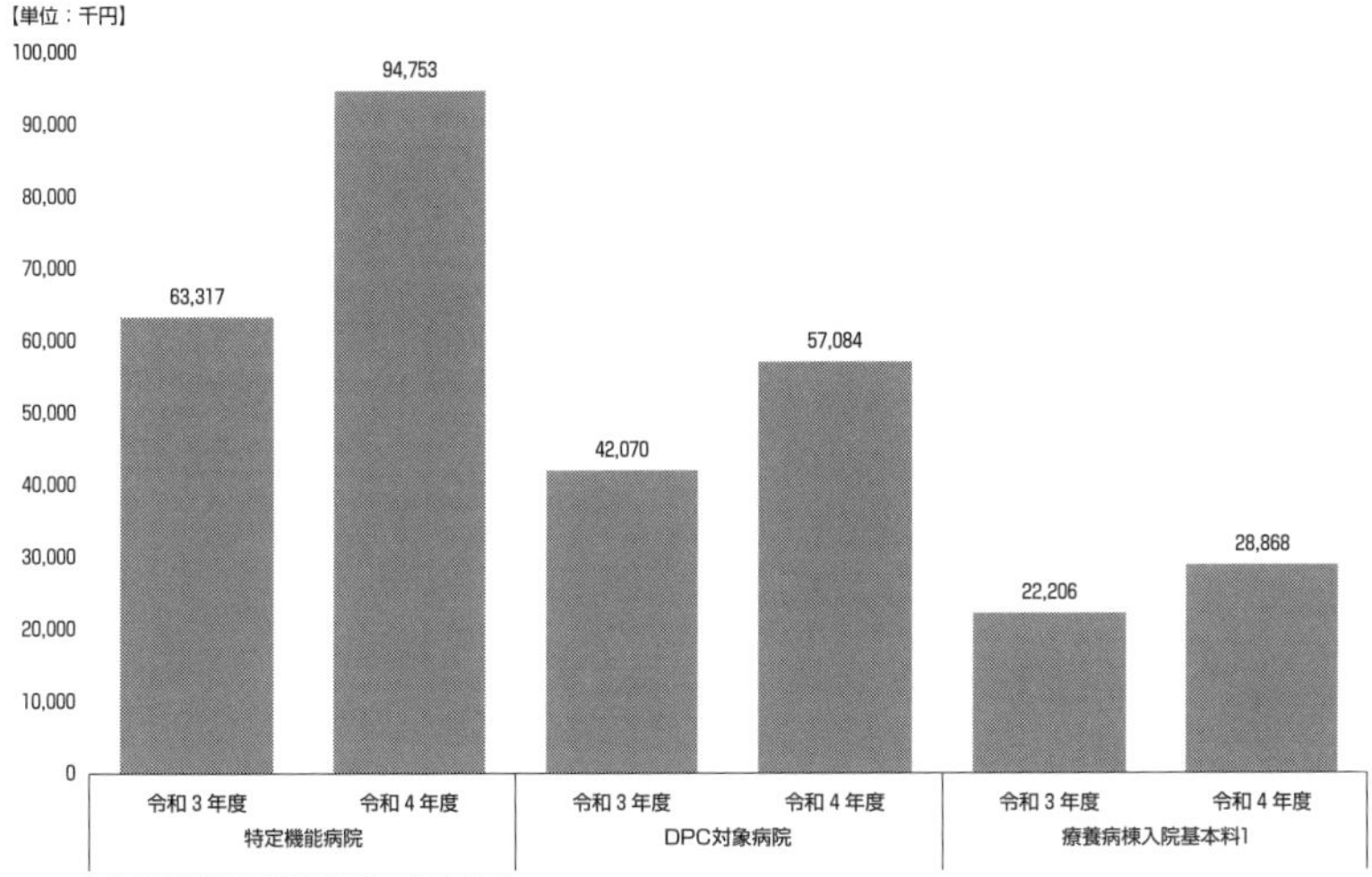

（※）厚生労働省医療経済実態調査に基づき作成。

なお、材料費比率が高い病院は100床当たり医業収益も多く、平成25年をみると特定機能病院は療養病棟の約3倍ですが、その後、差が拡大しています。

もちろん特定機能病院の医業収益は毎年増えていますが（２０２０年はコロナ禍で手術等の制限があったので減少し、診療材料の伸びも抑えられました）、それに伴い特に医薬品費の割合が増加していることがわかります。ここ10年の特定機能病院の医業収益、医薬品費、診療材料費の伸び率をみると、医薬品費が医業収益を上回る状況にあります（**図表4**）。増収だが、それ以上に費用がかさみ減益というトレンドです。

これを入院料別でみたものが、**図表5**です。

7対1看護師配置の急性期一般入院料1については、100床当たり医業収益は多いものの、やはり材料費比率が高くなる状況にあります。これは、病院機能と材料費比率には一定の相関があることを意味します。

（図表４） 特定機能病院 平成25年度を起点とした医薬品・材料費・医業収益の増加率

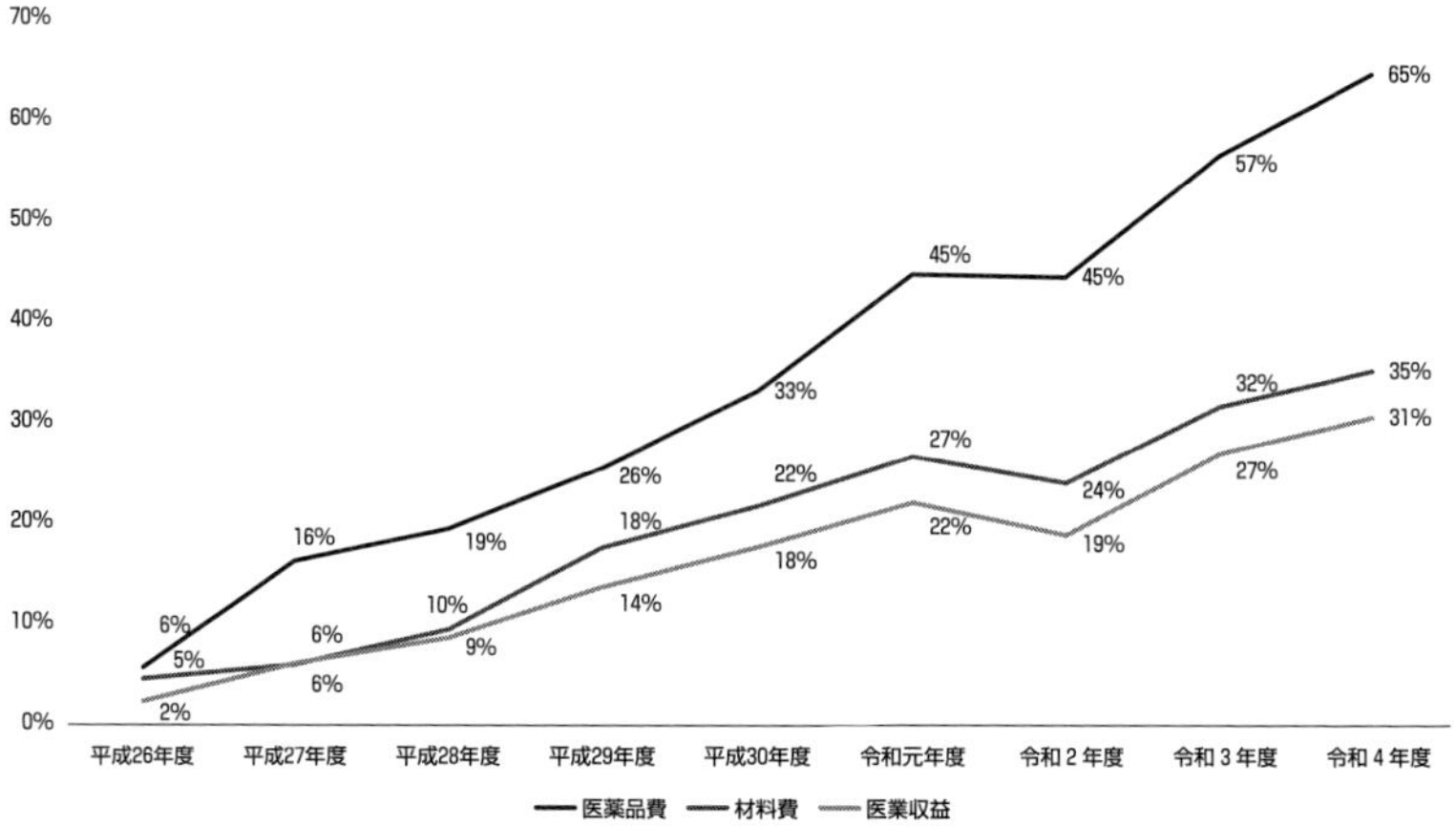

（※）厚生労働省医療経済実態調査に基づき作成。

給与費比率に表れない「隠れ人件費」とは

ただ、給与費比率には表れない隠れ人件費もあり、それが委託費になります。

委託費は、医事、清掃、警備、給食など人件費的な要素が強い項目が多く、特に公立病院などでは職員定数等の関係で、自前で人を雇えない場合に膨らむことが少なくありません（**図表6**）。

委託費が10％を超えている場合は、委託している業務範囲が適切なのか、契約単価が妥当なのかなど見直す方がよいでしょう。

その他、投資額を期間配分した減価償却費比率についても、特定機能病院は高い水準にあります。これは、高額医療機器等への投資が積極的に行われていることを意味します。

なお、公立病院は減価償却費比率が非常に高く、投資

（図表５） 入院料別　費用構成　令和元年度

入院料	給与費比率	医薬品費比率	材料費比率	委託費比率	減価償却費比率	100床当たり医業収益
急性期一般１	52.6％	15.1％	12.4％	6.8％	5.9％	2,703,713
急性期一般２－３	60.7％	10.9％	8.2％	7.2％	5.6％	1,626,350
急性期一般４－７	60.4％	9.7％	8.1％	6.9％	5.4％	1,635,036
地域一般１－２	62.3％	8.9％	6.5％	7.4％	4.3％	1,087,947
地域一般３	61.7％	10.1％	6.9％	6.5％	4.2％	1,005,873
療養病棟１	60.4％	7.0％	6.5％	6.1％	4.5％	1,059,150
療養病棟２	65.5％	8.7％	6.6％	6.5％	5.2％	892,678

（※）厚生労働省、医療経済実態調査を基に作成。

（図表６） 開設主体別　費用構成　令和４年度

開設主体	給与費	医療品費	材料費	委託費	減価償却費	損益差額	コロナ補助金含む損益差額	100床当たり医業収益
個人	61％	９％	６％	８％	３％	－１％	５％	992,485
医療法人	57％	９％	９％	７％	４％	－１％	３％	1,524,498
公的	54％	19％	11％	６％	６％	－６％	４％	2,626,701
国立	55％	16％	10％	９％	６％	－９％	４％	1,860,146
社会保険関係法人	57％	16％	９％	10％	７％	－10％	３％	2,286,791
公立	63％	15％	11％	11％	８％	－20％	－７％	2,165,345

（※）厚生労働省、医療経済実態調査を基に作成。

をしたものの医業収益が追いついておらず過剰投資になっている危険性もあります。補助金が投入される性格から適切ではない投資が行われているのかもしれません。

まずは決算書を手にとり、会計リテラシーを高める努力をしましょう。他院との比較により、自院の現状と課題が浮かび上がってくることでしょう。

（M3 Career、病院経営事例集　２０２４年７月９日）

第2章　対談

【対談】（1）

対談相手：有井滋樹・前神戸市立医療センター西市民病院院長（神戸市民病院機構特別顧問（西市民病院整備担当））

10年連続赤字…地方病院を復活させた院長の手腕

有井滋樹先生は、業績不振だった浜松ろうさい病院を、職員の意識改革によって救急の応需率を改善させ黒字転換させました。いかにして意識改革を進めたのか、「組織を改革しようとしたら、マインドとシステムを両輪として改善することが重要なのです」という真意を3回にわたり伺いました。

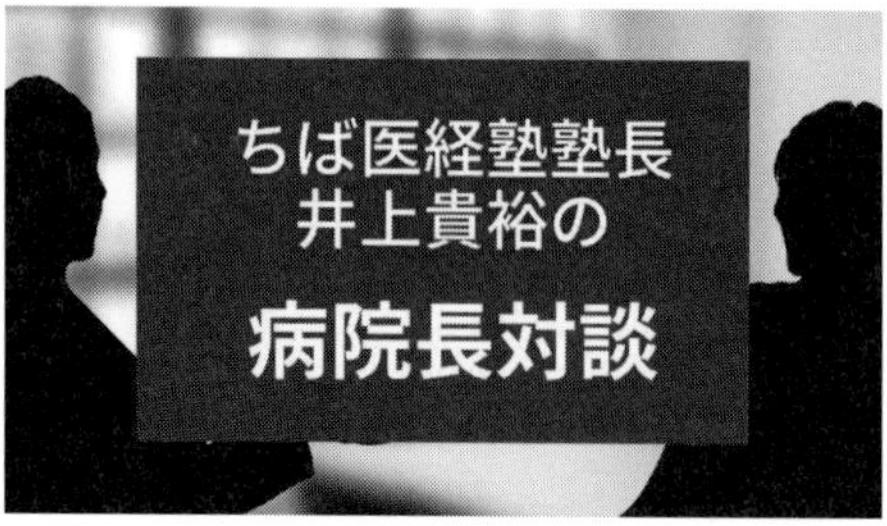

10年連続赤字の病院を救急応需率改善で黒字化

井上：最初に、先生のご経歴をお伺いできますか。

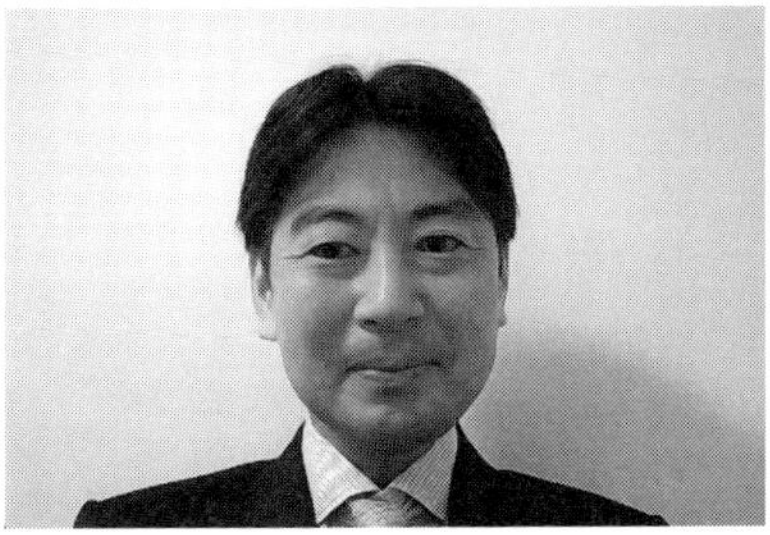
井上貴裕

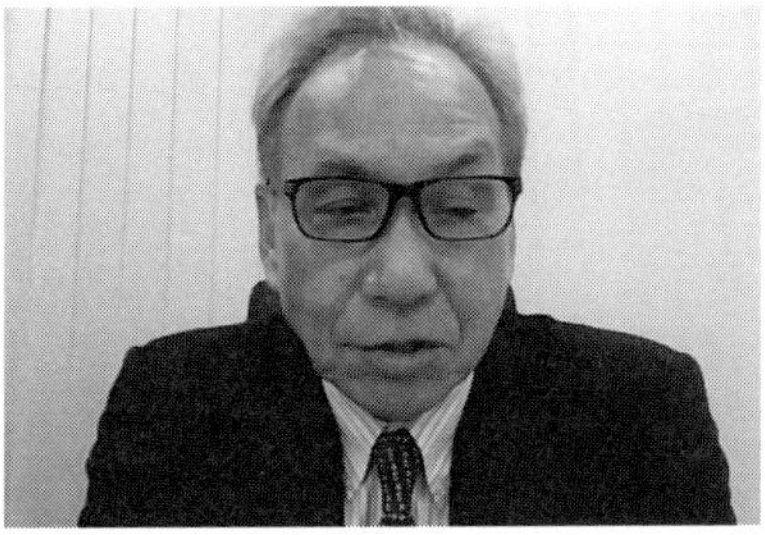
有井滋樹先生

有井：1973年に京都大学医学部を卒業し、関連病院勤務の後、京都大学に助手、講師、助教授として勤めました。2000年に東京医科歯科大学外科の教授に就き、定年の1年前だった2012年に、京都大学病院の関連病院である浜松ろうさい病院へ院長として着任しています。2018年に浜松ろうさい病院を定年退任した後は、2019年から2023年3月まで神戸市立医療センター西市民病院の病院長を務めました。現在も神戸市民病院機構の特別顧問として、西市民病院の移転新築の旗振り役を担っています。

井上：浜松ろうさい病院は、先生が病院長に就任されて以降、経営改革が進みました。

有井：私の着任時はほぼ10年近く億単位の連続赤字の状態でしたね。着任初年度に幸い黒字を達成しました。その後は赤字の年もありましたが、収支は大幅に改善することができました。

井上：どのように黒字化を果たしたのか、ぜひ教えてください。

有井：救急の応需率を改善させました。それまで応需率があまり高くなかったのですが、皆に救急をしっかり受けていこうという意識を持ってもらうことで、救急車の応需件数を年間1、000台以上増やすことができたのです。これだけでも、入院患者を約300人以上増やすことにつながりました。また、地域連携を強固にするために院長自ら年間150件程度の診療所訪問を行いました。そのときに心がけたのは、患者紹介をお願いに行くスタイルはとらないことです。

それよりも、紹介元の現場に「紹介システムが適切かどうか」「返書が迅速で丁寧かどうか」「患者さんの満足度はどうか」などの意見を伺い、システムに反映させることを目的としました。地域密着型の病院では、顔の見える関係を作るという点でも大切なことだと思います。

救急を断る医師の意識改革のために行ったこと

井上：意識改革は大変だったかと思いますが、どのように進めたのですか。

有井：病院を運営する独立行政法人労働者健康安全機構からのヒヤリングでもよく聞かれた質問です。救急の応需率が大きく伸びたので、私がどのように改革したのか不思議に感じたのでしょう。ある理事が私に「救急を受けない人のことを叱るのですか？」と聞いたこともありました。しかし、叱ることに意味はありません。一時は効果があったとしても、持続しないからです。

それよりも、私が取り組んだことは、救急を断った医師からじっくり話を聞くことです。着任して約1年間は、毎朝、医師に当直の報告をしてもらいました。その際、特に注意していたことは、断ったことを決して責めないということです。責めるのではなく、なぜ断ったのかについて説明を求めました。

中には、到底正当とはいえない説明もあり、「それは合理的な理由にはなりませんね」と話したこともありました。しかし一方で丁寧に理由を聞いていくと、受け入れる上での課題が見えてくることもあります。具体的な課題が見えたときは、そこを改善することに注力しました。

1年が過ぎた頃、ある外科医が「応需率が上がったので、可能ならもう朝の報告はなくしてほしい」と言ってきました。私としては「当直お疲れさまでした」という気持ちを伝えることも心がけていたのですが、やはりそれなりのプレッシャーを感じていたようですので（笑）、その意見に応じました。

井上：課題に対する解決方法とは、どのようなものですか。

有井：1つは、病院全体でバックアップ体制を構築するということです。当直の医師は、たまたまそのときに最前線に立っているというだけで、実際に救急を受け入れるにはほかの医師や他職種の協力も必要になります。病院全体で救急の医師を支えられるようなバックアップ体制を徹底して築きました。

病院経営だけに限らずあらゆることに通じると思いますが、組織を改革しようとしたら、マインドとシステムのどちらか一方だけを改革しても継続しません。サスティナブルな組織改革を行うためには、マインドとシステムを両輪として改善することが重要なのです。

井上：人員配置を手厚くするなどの対策も行ったのですか。

有井：浜松ろうさい病院のときは、人員配置には手を加えていません。人員配置を手厚くするほどの余裕がなかったためです。オンコール体制などバックアップ体制の意識付けは行いました。そして入院に対しては手当を付け、応需したことに報いるシステムにしました。

一方で、浜松ろうさい病院と同様に救急の応需率を一気に上げた西市民病院では、人員配置を手厚くしました。浜松ろうさい病院のときと比較すると、少し人員に余裕があったので、配置を手厚くすることができたのです。

手厚くしたのは、主に救急外来の看護師と時間内救急の担当医師です。日中の時間内救急件数が多いため、専攻医を中心に医師の配置を手厚くし、さらに研修医も付けて、総合内科医のバックアップ体制を明快に。これによって時間内救急をしっかり応じる体制を構築したのです。また、時間外は比較的厚い人員配置にもかかわらず、応需率が60％程度と低かったのですが、80％に上昇しました。

行ったのは、「救急医療は診療の根幹であり、市民病院の最大の使命である」と絶えず伝えたこと。そして、医師には当直回数に応じて、応需した救急搬送件数から算出した一定の金額を手当として支給。看護部、検査部、薬剤部、放射線部にも手当を支給しました。

病院長自ら積極的に大学を訪問し、研修医を獲得

井上：浜松ろうさい病院は、先生が着任する前まで研修医があまり集まらなかったとも聞いています。

有井：そうですね、やはり病院経営において、研修医に選ばれる病院であるということは、非常に重要だと思います。研修医の存在は他の医師たちのモチベーションを高めることにもなりますし、研修医のフットワークの軽さは病院を運営するにあたって大きなメリットにもつながるからです。

そのため、院長就任後は浜松医科大学まで出向いて学生向けにプレゼンテーションをするなど、研修医獲得のために積極的に行動しました。その結果、コンスタントに3人は研修医を受け入れられるようになったのです。

井上：西市民病院では研修医の獲得はどのような状況でしたか。

有井：西市民病院は1学年7人をマッチングで採用しますが、例年30人くらいの応募があり、そのうち約15人は第1志望での応募です。それなりに狭き門といえると思います。

井上：研修医が集まる理由は、立地が良いことでしょうか。

有井：もちろん、1つには立地の良さがあると思います。それともう1つの売りといえるのは、やはり救急です。研修医に西市民病院を選んだ理由を聞くと、異口同音に「救急医療が魅力」といいます。

西市民病院では、上級医や専攻医、そして総合内科医がフォローしたうえで研修医が中心になって、救急のプライマリケアをかなり自由に行うことができます。また、毎朝20分程度の時間を取って、前の夜の入院患者について研修医がプレゼンテーションして、それに対して上級医がコメントすることを繰り返しています。立ったまま、各診療部門の診療の始まる前のわずか20分程度のディスカッションのため効率が良く、研修医には評判です。

（M3 Career、病院経営事例集　2023年6月16日）

【対談】（2）

対談相手：有井滋樹・前神戸市立医療センター西市民病院院長（神戸市民病院機構　特別顧問（西市民病院整備担当））

病院改革を成功させられる院長の、意外な特徴

市中病院と大学病院のマネジメントの違いや、病院長としてリーダーシップを発揮するための心構えなど、さらに、西市民病院で地域包括ケア病棟を廃止して、総合入院体制加算の取得へ移行した病床再編の舞台裏も伺いました。

300～400床未満の市中病院こそ、リーダーシップが発揮できる

井上：有井先生はこれまで、浜松ろうさい病院・西市民病院の2病院で病院長を、東京医科歯科大学附属病院では副病院長を経験されました。経営者の立場から見て、大学病院と市中病院の違いはなんでしょうか。

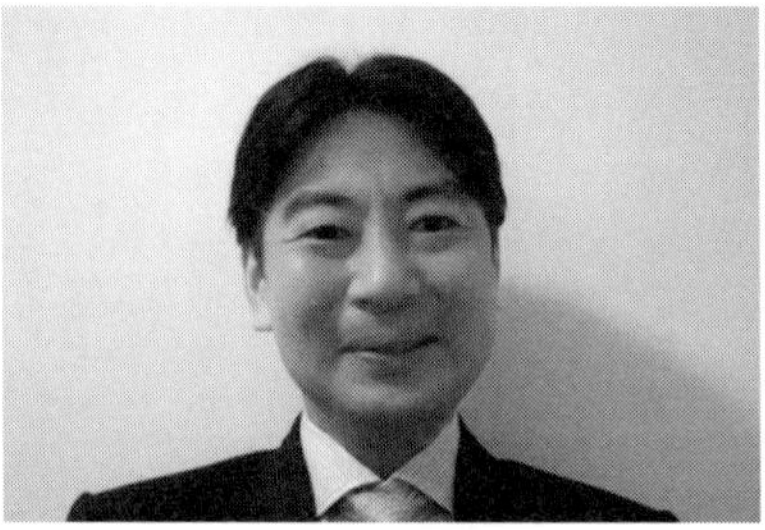

井上貴裕

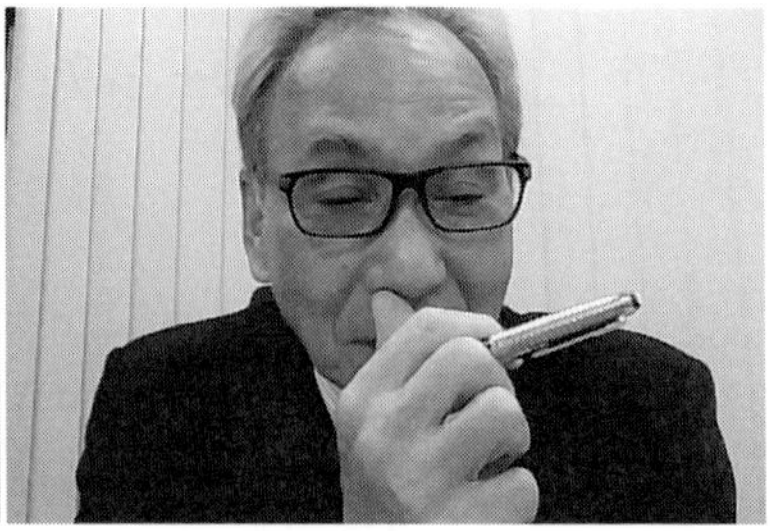

有井滋樹先生

有井：大学病院はそれぞれの診療科が独立していて、独自色も強いです。私は大学病院の院長経験はありませんが、大学病院では病院長が各診療科に口を出せる範囲は広くないように感じます。それに対して市中病院は、病院長が各診療科により踏み込んだ助言や改革が人事などでできるといえるでしょう。

その意味では、病院長の役割をより発揮しやすいのは、大学病院よりも市中病院かもしれません。特に、300床～400床未満の病院が最もリーダーシップを発揮しやすいと感じています。

井上：病院長としてリーダーシップを発揮するにあたって、心がけていることは何かありますか。

有井：よく聞くフレーズに「一丸となって頑張ろう」というものがありますが、私はこうした言葉を使ったことがありません。「一丸となって頑張る」というのは、あまり職員の心に響かないと思うからです。

そうしたありきたりな言葉よりも大切なことは、いかにして職員をその気にさせるかということです。職員にやりがいを感じてもらえるような組織作りをすることが、何よりも重要だと考えています。

では、どうやってやりがいを感じてもらうか。それは職員からの訴えなどに対して、些細なことでもスピード感を持って対処し、可能な限り誠実に対応・改善していくことにつきると思います。

病院長のやる気や本気度合いは、日々のそうした対応の繰り返しによって、初めて職員に伝わります。私としては「職員ファースト」を心がけ、職員には「患者ファースト」と言っていました。ただ、職員におもねるのはダメですので結構難しいのですが、少なくとも職員を大切にしているというメッセージを出すことは重要です。職員に自分の病院に対して、誇りと愛情を持ってもらえるようになるのではないでしょうか。そうなれば自ずと患者さんに心のこもった良質の診療、看護が行われるようになると思います。

落下傘方式で着任した病院長は、改革を進めやすい

井上：組織を変革する際には、看護部長や事務長などの協力も欠かせません。

有井：その通りです。特に、病院内で最も大きな組織である看護部の協力は重要です。看護部と敵対するようであれば、何をしようとしても絶対に上手くはいきません。

もちろん、看護部の要望をすべてそのまま受け入れられるかといえば、必ずしもそうではありません。しかし、仮に要望を受け入れられない場合であっても、とにかく迅速に対応することで信頼感を得られるように心がけなければなりません。

もう1つ、付け加えるとすれば、私の場合はいってみれば落下傘方式で、それまでの人間関係がゼロの病院へ院長として就任してきたという特徴があります。実は、この落下傘方式というのは、逆に病院経営をやりやすいという面もあるのです。

なぜならそれまでの人間関係におけるしがらみがありませんし、職員は皆、私をゼロベースで見てくれるからです。職員が私のことをゼロベースで見てくれるのに対して、こちらが1つひとつの問題に適切に対応していくと、病院長に対する信頼感が醸成されて物事が上手く回り始めます。その意味では、私のような着任の仕方は改革しやすいといえます。

中小病院の病床再編、職員の理解を得るには？

井上：西市民病院では、地域包括ケア病棟を取り下げて、総合的かつ専門的な急性期医療を提供する一般病院を評価する点数である、総合入院体制加算を取得しました。このような病床の再編は、非常に骨の折れる仕事だと思います。

有井：私が着任する2年ほど前に1つの病棟を地域包括ケア病棟に変えていたのですが、その際のメッセージの出し方がうまくなかったようです。「なぜ、地域包括ケア病棟にするのか」という意義をしっかりと職員に伝えることができなかったため、退職する医師も出たようです。

浜松ろうさい病院でも私の在任中に地域包括ケア病棟を導入したのですが、ここではそのようなトラブルはありませんでした。導入時にはすべての医師を集め、私自身が「なぜ、地域包括ケア病棟が必要なのか」を丁寧に説明したので、医師をはじめとする職員は納得してついてきてくれたのだと思います。

井上：西市民病院で地域包括ケア病棟を廃止し、総合入院体制加算を取得したのはなぜですか。

有井：それは、西市民病院がそれだけの力がある病院だったからです。手術件数などをはじめとして、総合入院体制加算を取得するための多くの項目をすでに満たしていて、あとは脳外科など一部の診療科を開設さえすれば加算が取れる状態でした。

病院の実力としては十分に総合入院体制加算を取れる状態であったにもかかわらず、地域包括ケア病棟を導入していたので、地域包括ケア病棟を廃止して総合入院体制加算の取得に舵を切ったのです。

総合入院体制加算の取得に向けた取り組みを進める中で、専門医が1人来てくれることになり脳外科を新設できて、加算を取得できるようになりました。もともと地域包括ケア病棟の導入に前向きでなかった職員もいたため、地域包括ケア病棟をやめて総合入院体制加算を取得するという方向転換はスムーズに進みました。

加算の取得でDPC係数が改善

井上：総合入院体制加算を取得することによって、病院経営にはどのような影響がありましたか。

有井：総合入院体制加算により億単位の真水の増収になりますが、急性期看護補助体制加算や夜間看護体制加算なども取得することができました。また、効率性係数なども上げることができて、これらによってDPC係数を1・399から1・56まで上げることができました。

今の急性期医療は、DPCをいかに活用するかが具体策の1つになります。ですから、加算が取れそうなものについては、積極的に取得していきました。この点については事務方をはじめとする職員のおかげだと思います。

井上：地域包括ケア病棟を急性期に戻したことについて、地域医療構想との兼ね合いで指摘されることはなかったのですか。

有井：地域医療構想の中で、特に何かを指摘されることはありませんでした。なぜかというと、この病棟は地域医療構想の中では、急性期病棟になっていたからです。地域医療構想において、地域包括ケア病棟は位置づけが明確になっていません。そのため西市民病院は、ＨＣＵの７床は高度急性期で、残りはすべて急性期病床として届出を行っていたのです。ですから地域包括ケア病棟を急性期病棟に変えたからといって、表向きの数字は変わらないわけです。

井上：なるほど、実際に全国でも、急性期病棟でありながら地域包括ケア病棟の届出が出ている病床が２割程度ありますが、先生の病院でもそうだったのですね。

（M3 Career、病院経営事例集　２０２３年６月23日）

【対談】（3）

対談相手：有井滋樹・前神戸市立医療センター西市民病院院長（神戸市民病院機構　特別顧問（西市民病院整備担当））

泥をかぶるのは院長、手柄は職員のもの

２０２８年に予定されている西市民病院の新病院開設についてのお話のほか、これから病院長になる医師へ向けた熱いメッセージを伺いました。「すべての手柄は職員のもの」と話す有井先生が、次世代の病院長にエールを送ります。

2028年に西市民病院の新病院が開設予定

井上：西市民病院は新病院への建て替えが進んでいるそうですね。新病院についても教えてください。

有井：新病院は、兵庫駅の隣の新長田駅の駅前に建設予定です。今の病院は市街地にあり新長田駅と兵

庫駅の中間に位置しているのですが、新病院は完全に駅前で、神戸の中心部である三宮からも10分程度と非常に良い立地になります。

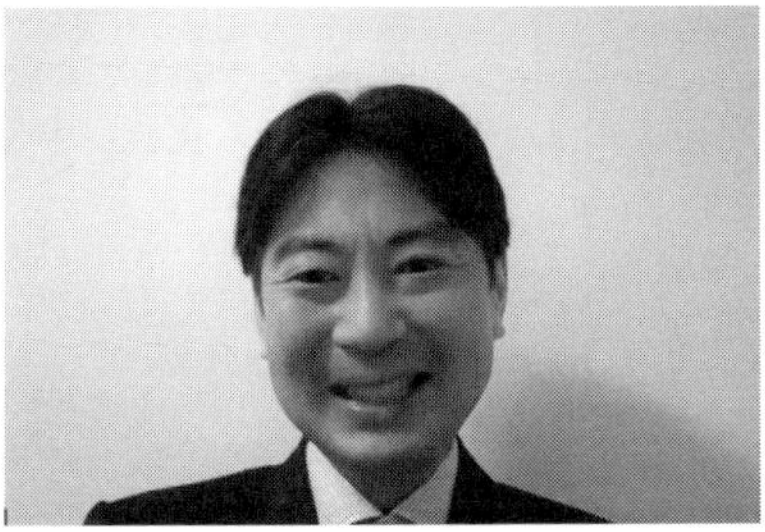

井上貴裕

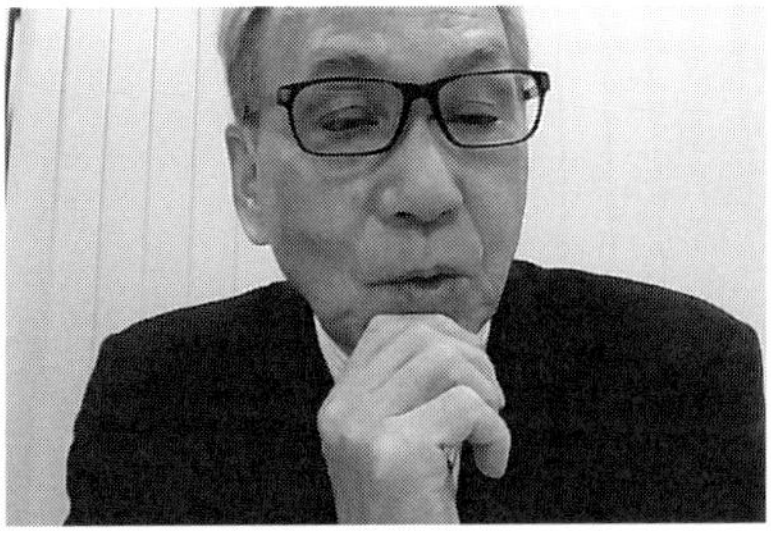

有井滋樹先生

井上：移転までのスケジュールはどのようになっているのですか。

有井：今は基本設計の段階で、２０２８年の開設予定です。構想自体は３年前に出たもので、私自身はこれほど早く具体化するとは思っていませんでした。しかし、神戸市がスピーディに決断してくれて、２０２１年には「新西市民病院整備基本方針」が策定され、移転計画がスタートしたのです。

井上：移転について地域の反応はいかがですか。

有井：町の活性化につながるため、地域住民も移転を待ち望んでくれていると聞いています。新病院ができることで人口の流入が期待できるほか、町のシンボルとしての役割も果たすことができるため、住民や商店街の人たちからも期待の声がパブリックコメントに寄せられています。

井上：利便性の高い場所に移ると、スタッフも採用しやすくなりますね。

有井：はい。やはり医師にしても看護師にしても、募集をかける際に立地は非常に大きな要素だと思います。移転場所を決めるにあたっては、神戸市が提示してくれた候補地の中から狭くても駅に近い、利便性の高い場所を選びました。

1ベッド当たりの広さは約1・5倍に拡大

有井：狭いといっても縦に積むことで、1ベッド当たりの面積は約100平方メートルとなり、同じく神戸市民病院機構の神戸市立医療センター中央市民病院とほぼ同じ広さになります。今の病院は1ベッド当たり約68平方メートルですが、1ベッド当たりの広さは1・5倍程度になります。

井上：神戸市民病院機構には有井先生がいる西市民病院のほか、中央市民病院、西神戸医療センター、神戸アイセンター病院がありますが、人事交流はあるのですか。

有井：看護師は一括採用で、最初に配属先の希望を聞きますが、看護師長や看護部長などのマネジメント層はローテーションになります。

井上：医師の移動はあるのですか。

有井：医師の移動はそれほど頻繁にはありません。西市民病院で脳外科を新設するときは、中央市民病院からナンバー3の立場の専門医が1人来てもらいましたが、そうしたことが今後増えていってほしいと思います。

井上：新病院ではどのような機能を強化する予定ですか。

有井：高度急性期医療の機能を大幅に強化するつもりです。今の病院は救急のスペースが非常に狭いので拡張し、放射線治療も導入したいと考えています。また病棟の療養環境も個室を増やし、多床室でも個室風に改善したいです。

　市民との交流スペースも組み込まれていますので、市民に開かれた病院を目指し、地域の活性化につながることも願っています。

井上：完成がとても楽しみですね。

有井：はい、楽しみです。建物は非常に良いものができると思いますから、あとはいかに良いスタッフを集めることができるか。そこにかかっていると感じています。

職員に伝えるメッセージは「シンプル」で「明快」に

井上：最後にこれから病院長になる人に向けてエールをいただけますか。

有井：病院経営は今後ますます厳しい状況になっていくことが考えられます。光熱費などは値上がりする一方で、医療は公定価格ですから様々な物価高を診療報酬に転嫁することもできません。実際に、光熱費の値上がりだけでも億単位の支出増になります。

こうした厳しい状況の中で、いかにして健全な病院運営をしていくかというのは、まさに知恵の絞りどころです。

これは、医師だけでどうにかできるものではありません。優秀な事務方も必要ですし、ときとして外部のコンサルタントの知恵を借りることもあるでしょう。大切なことは、できるだけ多くの職員に院長の考え・思いを理解してもらい、職員をいわば味方につけることだと思います。
いずれにしても「皆で頑張りましょう」だけではダメなのです。なぜなら、現場はすでに頑張っているのですから。「頑張りましょう」といっても、「もう、頑張っています」という答えしか得ることができません。

井上：職員にはどのようなメッセージを伝えるべきとお考えですか。

有井：まずは、自分の病院のポジショニングを明確にすることが大切です。地域密着型で行く病院なのか、高度急性期で行くべきなのか、あるいはケアミックス型を目指すのか。そこをはっきりさせることが重要になります。
その上で、職員には「シンプル」で「明快」なメッセージを伝えることです。そしてできれば、数値目標も示すといいと思います。

現場の医師がやる気を出す目標の共通項

有井：もちろん、足元の目標とあわせてより大きなビジョン、グランドビジョンも必要です。しかしあまりにグランドビジョンにばかりこだわると、具体性がなくなってしまい、絵に描いた餅になりかねません。だからこそ、目の前の目標とグランドビジョンの両方が必要になるのです。

例えば、目の前の目標として「今年は救急車を○○台取りましょう」「在院日数は○○日を目指しましょう」などの具体性もあった方がいいですね。シンプルで明快なメッセージを伝えることで、院長と職員が一体になってより良い病院作りに貢献することができるのだと思っています。

決して精神主義にならずに、目標達成するための具体的な行動プランと、そのためのシステムの改善・構築についてスタッフと一緒に知恵を出し合うこと。そして、時にはトップダウンで行うことも必要だと思います。ただ、良いシステムを作ってもマインドの裏付けがないと長続きせず、形骸化します。システムとマインドが両輪と考えています。

もう1つ付け加えるとすれば、目標を掲げてそれを達成することができたならば、それは現場の職員の手柄。失敗すれば院長の責任という覚悟を持つことです。そうすれば職員はついてきてくれるのではないでしょうか。

現場の職員1人ひとりのおかげで病院経営が成り立っていることを肝に銘じて、適切な戦略で地道かつ誠実に取り組んでいくことしか道はないのだと私は信じています。

井上：貴重なお話をありがとうございました。

（M3 Career、病院経営事例集　2023年6月30日）

【対談】（4）

対談相手：平家俊男・兵庫県立尼崎総合医療センター院長

県立病院統合直後に就任した院長が語る、「あの頃」と現在

2018年に兵庫県立尼崎総合医療センターの院長へ就任された平家俊男先生に、2つの県立病院が2015年に統合して誕生した同センターの統合の経緯から統合後の状況、コロナ禍の対応などをお話いただきました。

統合から3年の県立病院に着任し、1年で病院長に

井上：はじめにご経歴を教えてください。

平家：京都大学を卒業後、小児科教室に入局しました。小児科研修を終えた後は周辺病院を含めて研修を受け、4年目に大学院に入学。大学院の終了後は助手を経てアメリカで分子生物学を研究する

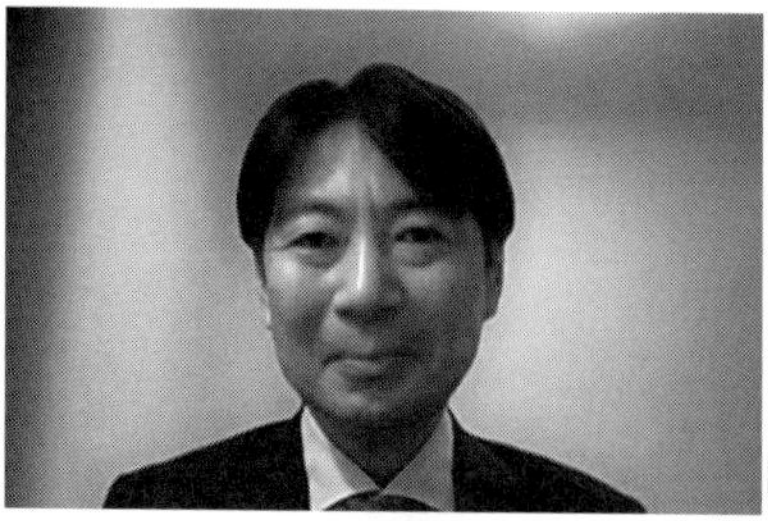

井上貴裕

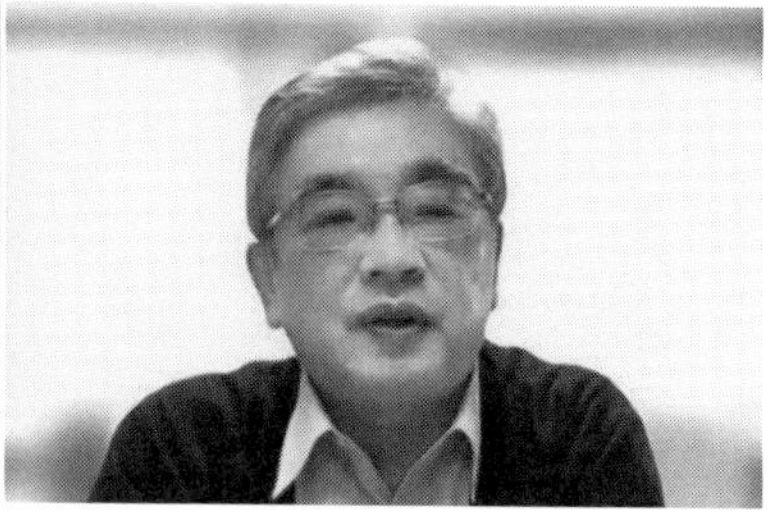

平家俊男先生

研究所に留学しました。

2年半ほど留学した後に大学へ戻り、血液や免疫疾患などを主に診療していました。当時はちょうど免疫不全での移植が非常に大きな話題となっていましたが、移植といっても、今のように臍帯血バンクがあるわけでもありません。患者さんのご両親から骨髄を取って移植するような時代で、なかなか苦労した記憶があります。

このような疾患を理解するためにはもっと基礎的な部分を理解した方が良いだろうと思い、東京大学医科学研究所に入り、血液幹細胞やES細胞の治療への応用を研究するようになりました。5年ほど経った頃に、母校である京都大学の小児科教室に戻り、准教授、教授、最終的には副院長に。その後2018年、兵庫県立尼崎総合医療センター病院長に就任したのです。

井上：尼崎総合医療センターに来た当初は、病院長代行だったのですよね。

平家：はい。1年に満たないような短期間で転任の話が進んでいったので、準備期間が必要でした。その頃、仲間と立ち上げた一般社団法人日本免疫不全・自己炎症学会で初代理事長をはじめとする複数の仕事を持っていたので、自分自身の準備期間も兼ねて、まずは病院長代行として着任。1年後に正式に病院長へ就任しました。

1つの市内に2つの県立病院。赤字・医師不足の課題に直面し…病院統合へ。「京大・神大・阪大」で兵庫の地域医療を支える

井上：尼崎総合医療センターは歴史のある病院ですが、今までの歴史について簡単に教えていただけますか。

平家：兵庫県には、県立病院が指定管理も含めて13病院あり、私の着任前は、尼崎市だけで県立尼崎病院と県立塚口病院の2つが存在しました。同じ市内に2つの県立病院があるため、経営面や合理化の観点から、統合の問題が随分前から議論になっていたと聞いています。

1997年に塚口病院が赤字に転落し、医師不足や患者数減少など経営面の難局に直面しました。その一方で、尼崎病院は、高度急性期病院として発展するためには診療科が限られているという課題があったのです。この2つの病院は距離的にも4~5キロメートルほどしか離れていま

せんでした。

そうした状況の中、2010年に「尼崎病院・塚口病院の統合再編基本構想」が立ち上がり、2015年には兵庫県立尼崎総合医療センターが開院しました。

センターの開院にあたって、必要な診療機能とされたものがいくつかあります。がん医療の充実や脳血管、心臓などの血管系疾患の診療機能の充実拡充。さらに、もう一つ非常に重要なポイントは、救急医療と小児医療、周産期医療の拡充です。

これらが阪神地区で十分に機能を果たしていないという課題があったため、この領域を充実させることを使命としてセンターが設立されました。

井上：医局の構成はどのようになっているのですか。

平家：2つの病院はもともと京都大学の医局となっていて、一部神戸大学になっています。他の県立病院では大阪大学の医局になっている病院もあります。兵庫県は非常に人口が多いので、関西の3つの大学が協力・連携しながら兵庫県の地域医療を支えている状況です。

「働きたい病院作り」で若手の看護師が増加 離職率5％以下を達成！

井上：統合に伴い、看護師の辞職などはありましたか。

平家：ありがたいことに、ほとんど辞職はありませんでした。職員の辞職率が低いことは、私たちの病院の強みの1つです。

私は院長就任の当初から、4つのモットーを掲げてきました。

1つ目は医療、2つ目は地域連携、3つ目が病院のガバナンスやマネジメントに関することですが、最後の4つ目は「働きたい、働きやすい病院づくり」です。そのため、看護師の働き方にも気を配ってきました。現在も離職率は5％を切るかどうかという非常に低い割合で抑えられています。

また、比較的若手の看護師が多いことも当センターの特徴です。病棟の師長も30代後半から40代はじめが多く、非常に熱意を持っており、新しいことに取り組む気概にあふれています。

井上：5％の離職率というのはかなり低い数字ですね。

平家：一時期7％まで上がったこともありますが、2桁に達したことはありません。働き方についてきめ細かく配慮してきた結果だと自負しています。

病院の力「瞬間風速は120％、それ以外は90％でいい」スタッフを守ることも、病院長の務め

井上：コロナ禍では、とくにコロナに対応する病院に看護師が集まりにくいなど、採用に苦戦する病院が増えました。

平家：2022年頃は少し苦労しましたが、2023年には定員を十分満たす程度まで確保できるようになりました。コロナに関しては、私の病院も730床に対して最も大変なときでは150床の看護師を50床弱のコロナ病棟に配置したり、他の県立病院へ応援に出したりなど苦しい時期がありました。

誤解を恐れずに言えば、コロナ禍における私の方針は「持てる力の100％を出す必要はない。瞬間風速で必要なときは120％を出し切るが、それ以外は90％でいい」ということです。患者さんを守ることが大事であることと同様に、病院の職員を守ることも私の務めだからです。

コロナ禍では診療も通常通りにいかないこともありましたが、やはり心の底から働きたい病院、働きやすい病院を目指したいというのが私の信条なのです。

診療単価は10万円超
患者数減でも、コロナ前を上回る医療収入を実現

井上：コロナ前と比べてなかなか患者数が戻らない、稼働率も上がらないという病院が多くあります。先生のところはいかがですか。

平家：コロナ前の稼働率はおおよそ93%。着任時は95%まで上がりましたが、高齢化に伴って後方連携にも時間がかかり、93%に下がりました。コロナ禍では730床のうち46床をコロナ病床とし、そこに150床分の看護師を配置するなど苦しい時期もあり、82~83%まで下がりました。その後87%程度まで回復し、2023年後半以降は90%程度に回復すると見込んでいます。

一方で診療単価については、従来9万7000円~9万8000円だったものが、10万円を超えるまでになり、医療の収入としてはコロナ前を上回る状況になっています。

とはいえ、まだまだ整備しなければならない課題はあります。たとえば高齢化が進み、退院ま

での後方連携に非常に時間がかかっているのが現状です。また、患者数がコロナ前まで回復していないため、新規患者の開拓も課題です。個別の分野では、がん診療における外来化学療法はコロナ禍を経ても伸びています。30床のベッドを1日2回転しても足りない状況となっており、対策が必要です。

井上：診療の中身にまで踏み込んでの対策や改革が必要なのですね。ありがとうございました。

（M3 Career、病院経営事例集　2024年2月20日）

【対談】（5）

対談相手：平家俊男・兵庫県立尼崎総合医療センター院長

組織の成熟期に必要な病院長のリーダーシップとは

兵庫県立尼崎総合医療センター平家俊男院長に新設した患者サポートセンターでの、働き方改革と患者さんの利便性向上の取り組み、また2つの県立病院統合によって2015年に開院し、「第2ステージ」に突入したという同センターのマネジメントについても話していただきました。

「断らない診療」でも、応需出来ない8〜9%空かないベッド問題をどう改善するか？

井上：尼崎総合医療センターの救急医療の方針について教えてください。

平家：私の病院は以前から「断らない診療」を掲げ、本院でしかできないような高度な診療については

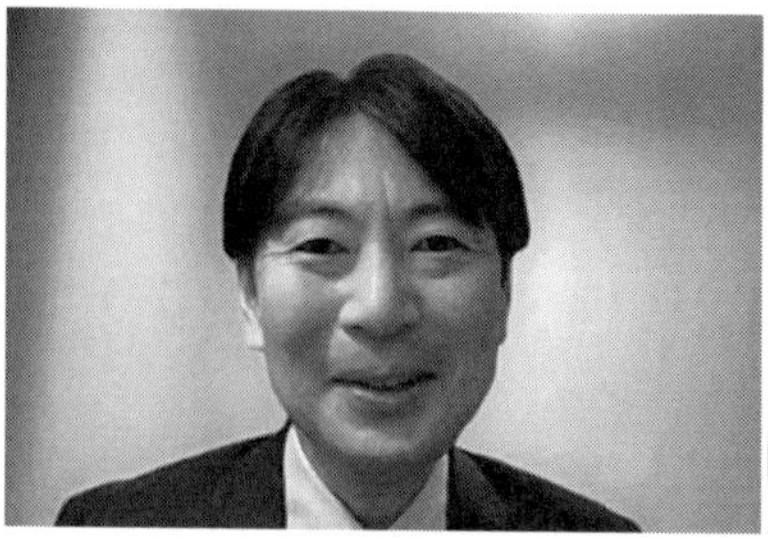
井上貴裕

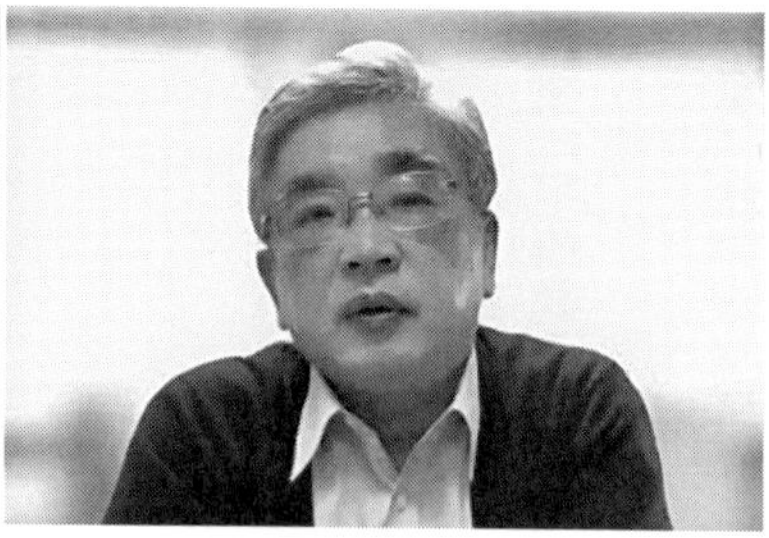
平家俊男先生

絶対に断らないという方針を貫いています。同時に、0・5次救急や1次救急は周囲の病院と連携し、地域一体型で対応すべきとも強く感じています。

井上：応需率についてはいかがですか。

平家：コロナ前は100％まではいきませんが、95％前後の応需率でした。しかし今は少し下がっていて、91～92％。どうしても8～9％は応需できない症例が出ている状況です。特に高齢の患者はスムーズに退院できないことがあります。そのためベッドに空きができず、応需できない状況が発生しているのです。

井上：早期の転院に向けて、後方支援病院など周囲の病院との連携が重要になるのですね。ところで、新規患者の開拓は具体的にどのようなことをするのですか。

平家：地域の開業の先生たち、医療機関に向けて、私たちが立っている位置・今どのような患者さん対して質の高い特色ある医療を提供できるかなどを、さまざまな媒体、機会を活用してアピールしています。その反応を見ながら、担当診療科医師・事務方が1軒1軒訪問して患者紹介を依頼しています。

地域での講習会や医師会との勉強会などの企画はもちろんのことです。総論として捉えるだけではなく、診療科別のピンポイントでの企画も積極的に実施しています。

コロナ禍でも、経営の布石をしっかり打っていた！診療の質向上のために重視した3つの指標

井上：県立病院の中でも業績の良いところ、悪いところがあります。人口などの外部環境が影響するのか、あるいは病院長のリーダーシップなど内部環境が影響するのか、どのようにお考えですか。

平家：2つのポイントがあると思います。

まず地の利です。阪神地域は非常に人口が多い地域で、阪神北と阪神南あわせて約170万人、大阪まで含めると220〜230万人のバックグラウンドがあります。

もう1つは、私の着任時から取り組んでいたことですが、経営の指標としてＤＰＣとクリニカ

ルパス、ＰＦＭ（patient-flow-management）の３つをうまく連動しながら診療の質を上げている点です。各診療科だけでなく、他職種を含めて、情報・方針を共有した上での話です。

井上：それぞれに詳しく教えていただけますか。

平家：ＤＰＣについては主な診療科は年に2回、現在の状況・取り扱っている疾患・他院との比較・今後の方針など、自院の診療科を知るための取り組みを行っています。

クリニカルパスについては現在、救急も含めて随時70％程度の症例が適応となっています。１年ほど前まではクリニカルパスの適応率を高めることに取り組んで来ましたが、今はクリニカルパスの内容に一歩深く踏み込み、作成や修正を行っています。

本院の基本設計は、病院が開院した8年ほど前からさらに5、6年遡ります。しかし、この10年ほどの間の医療を取り巻く状況の変化は激しいものがあります。そのため、患者サポートという観点からは、本院ではさまざまな機能が分散していて、患者さんがあちこちを移動しなければならない状況が生まれていました。基本設計時にはＰＦＭという概念も十分には行き渡っていない時代でしたので、致し方なかった面はあります。そこで県の協力を得て２０２３年に、病院に隣接する形で「患者サポートセンター」を建設しました。

これを機に、各科でバラバラに行っていた患者さんの聞き取りを1つのフォームでまとめて行うようにするなど、働き方改革と患者さんの利便性向上の両面を考えた業務の見直しを行ったのです。

井上：新設した患者サポートセンターには、ほかにも機能があるのですか。

平家：患者サポートセンターに加えて「がんセンター」と「放射線診断科」の機能も盛り込みました。がん診療については、2021年に国指定のがん診療連携拠点病院として指定され、2023年11月には京都大学のがんゲノム医療連携病院にもなっています。

放射線科については、これまで放射線診断室も複数に分かれていたものを、1箇所にまとめて放射線科医が働きやすいように配慮しました。

心残りな点もあります。全職員2000人余りは無理だとしても、医師430人が一堂に集まれる講堂ができなかったことです。これについては従来の講堂とWEB配信などを工夫しながら取り組んで行こうと考えています。

このように私たちは座してコロナ診療をしていただけではありません。次の展開に向けてさまざまな布石を打ってきており、少しずつ結実している状況です。

「良い病院には、良いリーダーと優れた文化あり」優れた病院長に必要な資質とは

井上：その他、病院経営上の課題や取り組むべきことがあれば教えてください。

平家：センター開院後のいわゆる〝第1ステージ〟は、とにかく無事に統合し、診療を円滑に始めることが重要でした。私が着任したとき、職員がとにかくよく働くことに驚いたものです。そして今、〝第2ステージ〟に入っています。これからは組織としてさらに成熟していくことが求められます。

病院統合時には、強いリーダーシップを持ち、ある意味では独善的に進めていかなければならないシーンもあります。しかし、統合を果たした後にはそれだけでは不十分です。これ程大きな組織を運営するのですから、トップダウンだけでは絶対に無理だからです。

すべての面において私の目を行き届かせることは不可能ですから、各職員が病院の課題を捉え、どうすれば解決できるかを我が事として考えていく文化を作ることが重要です。そうすれば、病院としてさらに一段ステージを上がることができるのだと考えています。

井上：おっしゃる通り、良い病院には良いリーダーと優れた文化があると私も考えています。最後に、これからリーダーになる人たちへメッセージをお願いします。

平家：私は歴史が好きで歴史から色々と考えることがあるのですが、リーダーと一口にいっても、平時のリーダー・危機的な状況におけるリーダーなどさまざまな視点があります。総論として言えることは、優れたリーダーに共通することは、ストーリーを作って提示し、それを継続できることだと考えています。なかなか思い通りに行かない時期もあるとは思いますが。

リーダーシップを発揮してがむしゃらに努力することもときには必要ですが、場合によってはあえて少し放っておく。そんな寛容な精神も必要ではないでしょうか。

柔軟な発想を持って、病院長としてのストーリーを皆に響くように提示し、それを実現できるように皆と共に継続して活動していくことが、何よりも重要だと私は考えています。

井上：ありがとうございました。

（M3 Career、病院経営事例集　2024年2月27日）

井上 貴裕（いのうえ たかひろ）

千葉大学医学部附属病院　副病院長・病院経営管理学研究センター長・特任教授
ちば医経塾塾長

岡山大学病院　病院長補佐・経営戦略支援部長・岡山大学客員教授
三重大学医学部附属病院　病院長補佐
長崎大学客員教授・長崎大学病院顧問
奈良県立医科大学招聘教授
東邦大学医学部医学科客員教授
日本大学医学部社会医学系医療管理学分野客員教授
自治医科大学客員教授
独立行政法人地域医療機能推進機構（JCHO）　顧問
国立研究開発法人国立循環器病研究センター　理事長特任補佐

東京医科歯科大学大学院にて医学博士及び医療政策学修士
上智大学大学院経済学研究科及び明治大学大学院経営学研究科にて経営学修士を修得

病院長の心得
夢のある組織を創るために

2024年11月20日　初版発行

著　者　　井上 貴裕
発行者　　橋詰 守
発行所　　株式会社 ロギカ書房
〒101-0062
東京都千代田区神田駿河台３－１－９
日光ビル５階Ｂ－２号室
Tel 03（5244）5143
Fax 03（5244）5144
http://logicashobo.co.jp/
印刷・製本　　亜細亜印刷株式会社

978-4-911064-14-6　C2047